医師が認めた!

究極のきくち体操

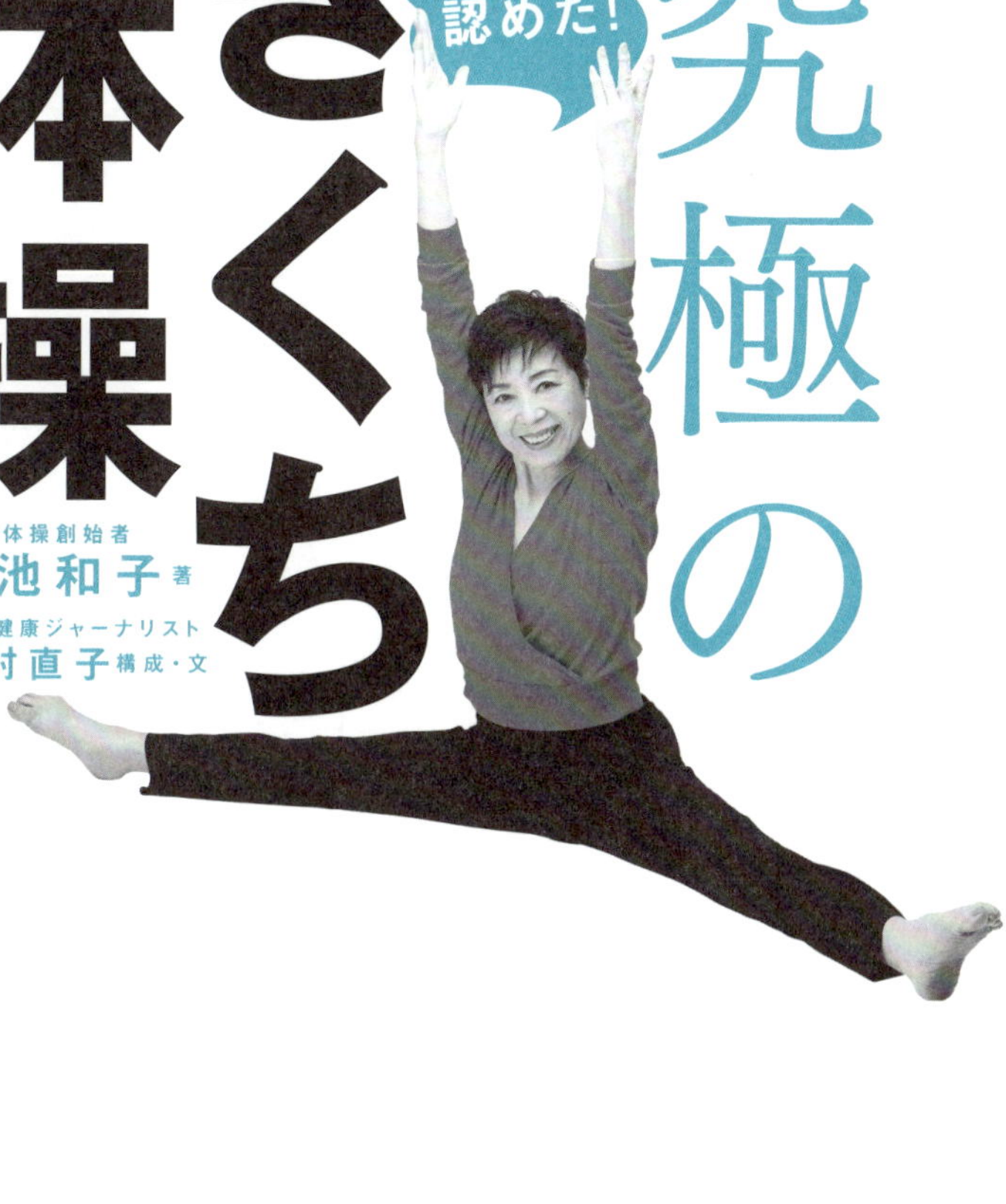

きくち体操創始者
菊池和子 著

医療健康ジャーナリスト
新村直子 構成・文

日経BP

はじめに

私がきくち体操を創始してから、50年以上がたちました。現在は、東京と神奈川を中心に、7つの直営スタジオと11のカルチャーセンターで教室を展開。全国からの講演会の依頼にも応えながら、85歳の今も、現役で体操の指導を行っております。

これまで、ラジオ体操以降、さまざまな新しい体操がメディアに登場しては、一時期流行し、いつの間にか廃れるということが繰り返されてきました。きくち体操はその間、ずっと生徒さんたちの生身の体に寄り添い、「体は命であること」「きくち体操は、命を守り、育てる動きであること」を一貫して伝え続けてきました。「体はその人の命そのもの」ですから、その体を良くする動かし方に、はやり廃りがあってはならないと思ってきました。

きくち体操を創始して以来、「体を動かすことは、なぜ心と体にいいのか」という問いを追究してきました。医師の方々とも交流しながら、体の仕組みを踏まえ、筋肉を動かすことの効果を医学的に捉えるとどうなのか、どこをどう動かしたら体は良くなるのかということについて、学びを得てきました。日々、教室で向き合う生徒さんの体、反応を糧に、丁寧にゆっくりと体の隅々まで動かし、自分で自分の体を〝生かす力〟を引き出す動かし方にたどり着いたのです。それが、現在のきくち体操です。

体は鍛えるのではありません。「鍛える」は、ごく普通に皆さんが使う言葉かもしれませんが、実は、体は鍛えてはダメなのです。何十年も前から、米国では、激しい有酸素運動を行うと、呼吸が浅くなって活性酸素を大量に発生させてしまい、血流も悪くなってしまうことが指摘されていました。こうした観点からも、日ごろ運動不足になりがちな中高年世代が、激しい運動で鍛え過ぎるのは逆効果なのです。きくち体操は自分自身を感じ取るために、体をゆっくりと丁寧に動かします。これまでそう伝え続けてきましたが、最新の科学にも合致しているものだと、このところ評価していただけるようになりました。

きくち体操では、動かすところに意識を向けて、全身の隅々まで動かしていきます。普段はあまり使われていない場所の感覚も呼び覚ましながら、「脳と体をつなげる感覚」を育てることが、大きな特徴です。最初の頃、このコンセプトは、なかなか理解されにくい面がありました。しかし、パーキンソン病などの脳の病気を抱えた方であっても、実際に、動かすところに意識を向けて、脳を使って動かしていくことで、筋肉を動かす刺激がまた脳を活性化させ、脳の病気も一緒に改善していく事例がいくつもありました。

病気の方だけでなく、受験期の青少年や一般の中高年世代の多くの生徒さんたちからは、勉強や仕事のときの集中力が高まった、物忘れがなくなったという脳に関するプラスの変化について報告を受けてきました。なかには、足首回しをしていて、ちょっとした違和感を覚えたため病院を受診したら、軽度の脳梗塞《こうそく》が見つかったという方も。医師には「よくこのような初期の段階で気づきましたね」と驚かれたそうですが、自分の体の変化に自分で気づける力が、どれだけ健康を守るための助けになるかという事例だと思います。

脳は全身の指令塔です。体に動きの指令を出すだけではなく、その指令で体が動いたことも感じ取ります。脳と体は双方向に活性化し合うのです。この際、動かすところをしっかりと目で見る、肌の色がどんな様子に変わるか変化を確認するなど、感覚神経も研ぎ澄ませることで、より多くの「脳」を使うことができます。ですから、こうして五感を使って、体をゆっくり丁寧に動かすことで、脳は活性化され、〝頭がいい体〟になっていくと、きくち体操では伝え続けてきました。それが近年ようやく、脳神経学的にも理にかなっていることだと、専門医の方々が認識してくださるようになりました。

もう一つ、お伝えしたいのが、きくち体操は「体への感謝が生まれてくる体操」であることです。体は何の指令を出さなくても、日々骨は生まれ変わり、血液は血管を流れ、食べたものを消化・吸収してくれ、あなたの命を育んでくれています。指を切って血が出たら、「さあ、血を止めろ、傷をふさげ」と、治す力が総動員で働き始めます。最先端の研究でも今まさに証明されつつある通り、体内では臓器同士がまるで対話をするように信号を出し合って、お互いに良くしていこうという働きをしてくれています。

私は「体は丸ごとでひとつ。すべてつながって、あなたを生かしていますよ」とお伝えしてきました。人間が、自分を〝生かす力〟は本当にすごいものです。体の仕組みは、あなたが思う以上に緻密で精巧です。この体でしか生きようがないことを理解し、自分の体を慈しむ気持ちを持つことで、あなたの体をより良くしながら、生きていくことができるのです。

50年以上、体操指導を続けるなかで、子供から高齢者まで、あらゆる世代の方々の心や体の不調に取り組んできました。なかでも中高年世代の腰痛・肩凝り、股関節痛、不眠、うつ、更年期不調、頻尿などの悩みを、生徒さんと一緒に乗り越えてきました。その積み重ねを通して培った、不調に対する、きくち体操流の考え方、メソッドを体系化したものが本書です。まさに、「究極のきくち体操」がここにあります。

きくち体操を初めて知ったという方も、何年も前から取り組んでいるという方も、本書を読むことで、脳から体を良くしていくことができます。頭で納得したら、次に動いて体で実践して、ご自分の体の変化をぜひ感じ取ってみてください。実際、きくち体操を始めてどんな変化が起こったか、6人の生徒さんたちのリアルな体験談も必読です。

人生100年時代に入りました。人はこれまでになく長く生き、長く働く社会が到来しています。本書を読んで自分の体と向き合い、不調を乗り越え、皆さんの本来の人生の目的に向かって前進し続けてください。本書が皆さんの人生の礎になれれば、幸いです。

菊池和子

目次

Chapter 2 実践編
中高年世代のカラダの悩み、「きくち体操」で解決！　33

Chapter
1

医師も驚く！「きくち体操」とは

Part1　自分の体に意識を向ける体操

「体は自分の命そのもの。自分を慈しみ、この体で生きていくという覚悟を持って、体をケアし、守っていく」――。そんな体への強い思いを、セルフケアという言葉もなかった50年以上前から伝え続けている女性がいる。赤いレオタード姿がトレードマーク、現在、85歳の菊池和子さんだ。

かつて体育教師をしていた菊池さんは教師を辞めた後、請われて地域の女性たちに体操を教えていた。主婦仲間が多かったので、教えるのはアスリートのための運動ではない。一般の人が一生自分の足で歩き、健やかな生活を送れる体をつくるための、体の動かし方だ。その後、菊池さんの取り組みに注目した神奈川県の予防医学協会から「市民の病気予防と回復のための体操を教えてもらいたい」という依頼を受ける。そこから、〝病気の予防や改善に役立つ体操〟という大きな方向性を、菊池さんはより深く意識するようになっていく。これが「きくち体操」の出発点となった。

体操を習いに来た何千人もの主婦、大手企業に勤める会社員の男性たちの体に触れ、悩みを聞きながら、医学書を読み込み、解剖学や体の構造を独学で学んだ。肩凝りや腰痛など、さまざまな不調の回復に向けての体の動かし方を体系化、指導するうちに、菊池さんは、「体は動かしていかなければ弱っていく。けれど、ただむやみに体を動かせばいいわけではない。まずは、自分の体の状態を感じ取れる力をつけていくことが重要」なことに気づく。

〝脳を使って〟体を動かす

「ゆっくりと丁寧に、〝脳を使って〟動かす部分に意識を向けることで、体の状態を感じ取る力をつけ、自分で自分の体を良くしていく」という独自のコンセプトはこうして生まれた。手足の指をグーとパーのように閉じたり、開いたりして刺激する、足首や膝裏、股関節など、普段あまり動かさない部分を意識してしっかり動かす…。一見すると、決して難しい体操には見えない。ところが、この体操を継続して行っていくことで、実際、肩凝りや腰痛など、整形外科的な不調のみならず、内臓脂肪型肥満が改善して、高血圧や高血糖が正常値に戻った、糖尿病など生活習慣病の薬も不要になった、という人が少なくない。

不調の改善にとどまらず、パーキンソン病、関節リウマチなどの難治性の病を抱えた人たちでさえ、〝脳を使って〟意識を向けて動かすことによって、自分の力で症状を大きく改善していった例が数多く見られた。

「痛みがあって思うように歩けず、杖をついて教室を訪れてくる生徒さんが、授業を終えて帰るときには、杖を忘れて帰ってしまうことなど日常茶飯事。杖がいらなくなってしまうのです。こうして皆さんがそれぞれ変わっていくのは、自分が動いて変えていけたからこそ。教室を開いて以来、人間の自己治癒力とは本当にすごいものだと、私自身が驚かされてきた50年でもありました」。菊池さんはそう話す。

「きくち体操」では、とにかく自分の体を見て、触って、どこが弱っているか、自分の体と〝対話〟しながら、全身をくまなく動かしていく。「体ひとつで、運動が苦手な人でも誰でもできる体操」というハードルの低さも受けて、心身の不調に悩む40～50代以上の女性を中心に口コミで人気が広まり、現在では全国に83クラス、受講生は総勢４０００人にも上る。

教室での指導以外にも、テレビ出演や海外出張もこなす菊池さんだが、仕事だけでなく、プライベートの過ごし方もアクティブそのもの。夏休みには、ロングフライトをものともせず、キューバやアフリカなどに家族と旅に出かける。「キューバでは、伝説の革命家チェ・ゲバラに思いをはせたり、アフリカでは野生動物保護チームの活動なども視察したり…自分の中では今〝知りたいこと〟に正直に動いているだけですが、おかげさまで健康だからこそできることでもあります」と菊池さん。人生100年時代の今、誰もが憧れる〝生涯現役〟を、ご本人自身が体現しつつある。まさに、生きたエビデンスだ。

医師も注目する体操

そうはいっても、40代、50代の現役世代の読者のなかには、「きくち体操」はシニア女性向けの体操なんじゃないの？と考える人もいるかもしれない。ところが今、病を治すプロの医師たちのなかにも、この体操に注目する人が増えている。

2010年、日本統合医療学会という医学会の総会で徳島に招かれて講演を行った。会場の多くの医師らを前に、「体は、丸ごとでひとつ」「手の指を動かせば、そこからつながる腕にも力がつくし、腕の前側は上半身の胸側の筋肉、腕の後ろ側は背中の筋肉につながっ

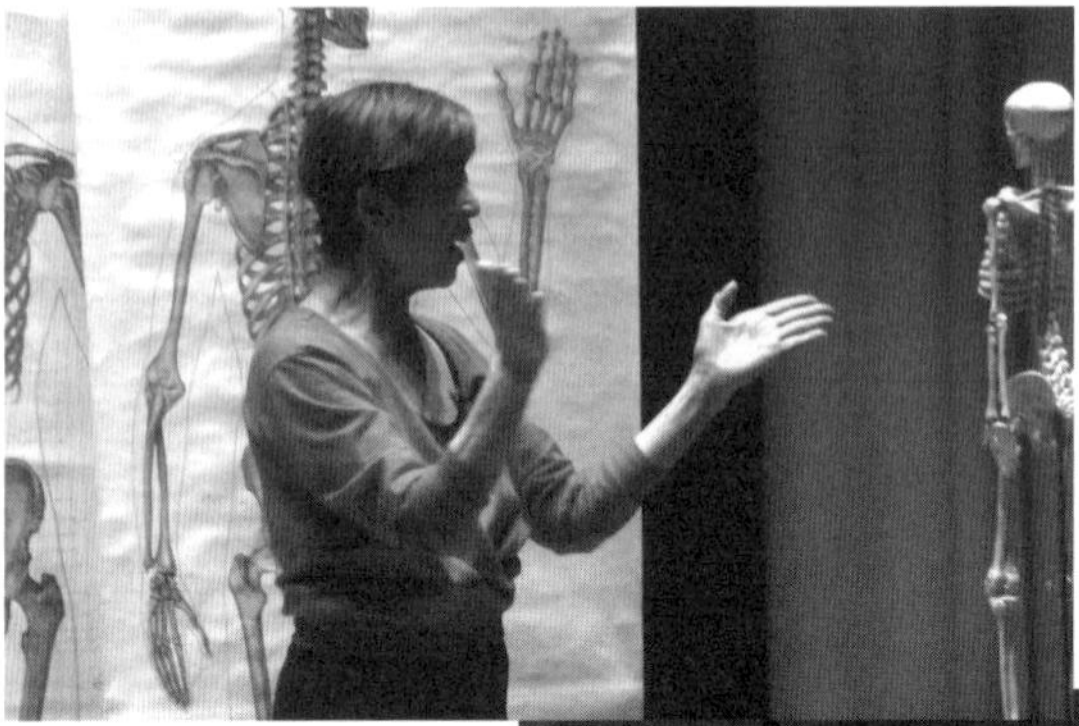
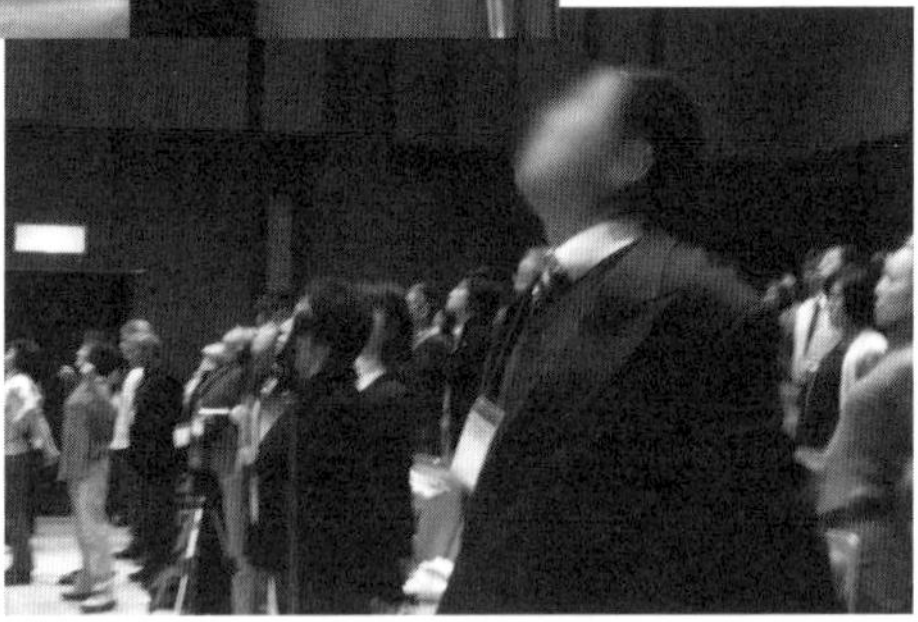

2010年に徳島で開催された日本統合医療学会会場で、医師らが「きくち体操」を体験。上は、講演する菊池さん

ているから、意識を向けて手の指を動かすだけでも内臓は守れるのです」など、菊池さん独自の体の捉え方について語ったのだ。すると終了後は会場の医師らが立ち上がり、スタンディングオベーション。どうしてこんな体操を考えついたのか？　体を動かすことの実際の効果はどうなのか？　など、医師らに質問攻めにあったという。

　その場にいた一人、当時学会メンバーだった東京有明医療大学教授の川嶋朗医師は、「足など末端を動かせば血流は確かに改善しますし、痛みのあるところではなく、そこから遠いところから動かすといいという点なども、医学的に理にかなっている。その後に書籍にも紹介された、パーキンソン病で体が曲がった人が意識を向けて体を動かし続けるだけで、真っすぐしっかり立てるようになった事例にも本当に驚かされましたし、菊池先生ご本人のしゃんとした立ち姿にも説得力があった。病を治す医者にはできない、〝元気で長生き〟を実現させる可能性を感じました」と話す。

脳神経外科専門医で、認知症や高次脳機能障害、パーキンソン病などの治療に長年向き合ってきた、くどうちあき脳神経外科クリニックの工藤千秋院長も、「きくち体操」に注目する医師の一人だ。「いつまでもはっきりとした脳の働きを保つためには、普段使われていない筋肉を意図的に動かすことによって、脳と運動器官とをつなぐ神経をリフレッシュしていくことがとても重要。私はこれを神経クリーニングと呼んでいます。頭の先から足の指まで、隅々まで体を動かす『きくち体操』は、結果的に同じような作用をもたらし、これまで使われてこなかった筋肉の神経を蘇《よみがえ》らせ、それによって、自律神経のさまざまなトラブルや不眠が改善されたり、動作もスムーズになったりと、心身の老化予防につながるのではないかと考えます」と指摘する。

Part2　脳と体をつなぐ体操

医師らも驚くそんな「きくち体操」とは、一体どんな体操なのか。教室に行くとまず目につくのが、骨格模型や、全身の筋肉のつながり具合が一目で理解できる筋肉図。一番目立つところにこれらを掲げ、骨や筋肉の役割、体の仕組みをひもときながら、授業が進んでいく。授業の前も、体に集中するための大切な準備の時間だ。生徒さんたちは座って黙々と足の指と指の間を丁寧に開いたり、ふくらはぎを触って刺激を送ったりして、自分の体とひたすら向き合っている。

体を隅々まで使えていない現代人

菊池さんはこう話す。「便利な生活に慣れた現代人は、体を隅々まで使えていませんし、体への意識がそもそも希薄です。足の指1本1本に至るまで、意識を向けてくまなく動かしていくことで、全身の筋肉がしなやかに育ち、血流も良くなり、内臓の機能も高まります。自分の脳でしっかり体の状態を感じ取れるように、脳と体をつなぐことがとても大切なのです」。

〝脳と体をつなぐ〟。これが「きくち体操」の大きな特徴だ。脳というと、計算するとか、仕事で使うものなどと思っていないだろうか。だが、「最新の科学でも指摘されているように、私たちの体全体の指令塔が脳。体を支え、骨を動かす筋肉に指令を出すのも脳。脳と体との連携を意識して体を動かすことで、脳と体が双方向に活性化し合うのです。動かす効果が格段に高まりますし、脳の活性化にもつながります」と菊池さんは話す。

菊池さんが受け持つクラスでは、希望があると、通常の定員よりも多い人数を受け入れて、授業を行っている。時には隣の人の手や足が触ることがあったとしても、「体を良くしたいという人がたくさん集まれば集まるほど、細胞レベルで皆さんの〝脳〟がそうしたエネルギーを感じ取り、筋肉を育てるための環境が良くなるから」なのだという。こうした独自の体の捉え方、〝からだ哲学〟を持つ菊池さんが、50年以上かけて積み上げてきた体づくりのエッセンスが、次のページ5つの原則だ。入門者なら、体を動かす前に、まず知っておこう。

「きくち体操」5つの原則

1　鍛えようとしない、頑張らない

「運動」というと、トレーニングジムなどで、決められた時間、決められた形、回数を目指して鍛えようと、力んだり、つい頑張り過ぎたりしてしまいがち。だが、「きくち体操」で〝頑張る〟のはむしろご法度。中高年世代が力んで体を動かすと、かえって体を痛めてしまうことも少なくない。その日の体調と相談しながら、自分の体を慈しむ意識で動かす。

2　動かす部分に意識を集中する

「きくち体操」では、全身を丁寧に動かしていくが、無意識に何となく動かすのはNG。「指1本でも、意識を向けて動かすことで、血液やリンパの流れが良くなり、効果が高まります。指を使おうという〝脳〟への刺激にもなり、脳も活性化します」と菊池さん。足の指など、普段は靴や靴下をはいて意識しない部分にこそ、特に意識を向けて動かす。

3　回数にこだわらない

体操を行うとき、回数をこなすことが目的になっては本末転倒。「せっかく動いても、体に意識が向かなくなり、効果につながりにくいです」。その日の自分にとっての適切な回数は、自ら動いて、感じ取った結果で決めていく。

4　人と比べない

「きくち体操」の講演会では、会場の参加者たちも一緒になって体を動かし、進行することが多い。そんなとき、菊池さんから飛ぶのが「隣の人の体を見てもダメよ。自分の体を見てね！」という声。自分の体を感じ取れるのは自分だけ。「これからも生涯、この体で生きていく」という覚悟で、人と比べず、人と競わず、自分の体と向き合う。

5　日々の暮らしから「きくち体操」

ジムでわざわざ運動する時間をつくらなくても、体に意識を向ける生活はできる。「電車で立つときには膝を伸ばしてお尻を寄せる」「姿勢が気になるときには肩甲骨を1㎜下げる」「おなかは常に〝引く〟」――。日々のこうした習慣から、体への意識を高める。

part3

実践! 基本の動きはこの3つ

ここからは早速、「きくち体操」の基本の動きを紹介していこう。

まずは、基本の座法、長座から。「長座って何? 聞いたことがない」という人もいるかもしれないが、イラストのように、両脚を伸ばし、上半身を垂直にした座り方のこと。簡単そうに見えるが、「実は全身のたくさんの筋肉を使って、姿勢を維持する力を問われます。しかも、膝裏をしっかり伸ばさなくてはいけないので、基本とはいえ、最初はきちんとできない人がほとんど」と菊池さん。

例えば、骨盤が後傾していれば、背中が丸まり、真っすぐに背筋が伸びない。座り仕事が長い人などは、股関節周りの筋肉が硬くなりがちで、骨盤を立たせるために重要な腸腰筋も弱くなっている人が少なくないという。

こうした理由で、現代人では、むしろ苦手な人のほうが多いかもしれないのが長座。でも、大丈夫。「最初は、背中が丸まってもいい」(菊池さん)ので、とにかくイラストと菊池さんのアドバイスを参考に、トライしてみよう。

基本のポーズでまず体をチェック

長座

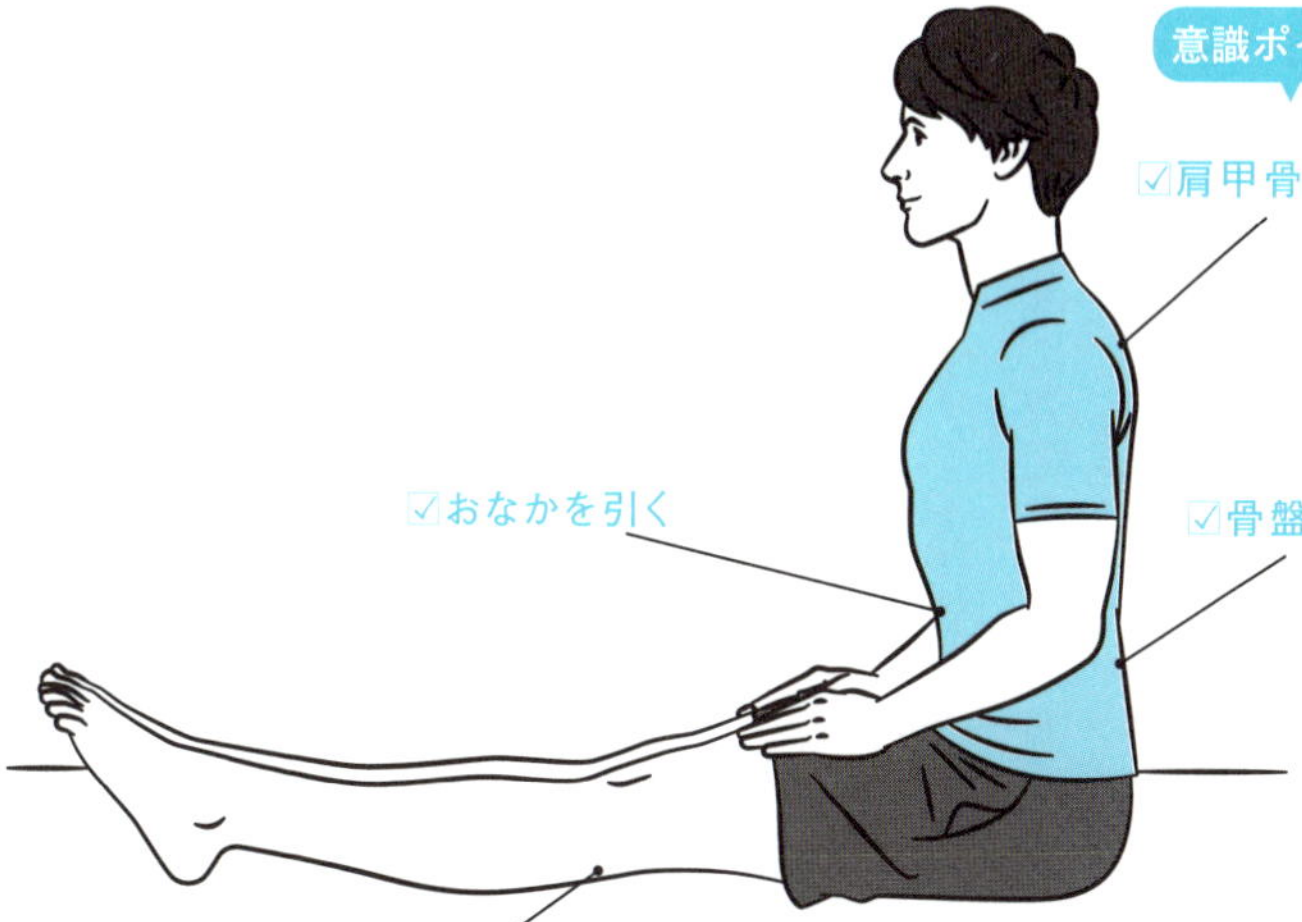
意識ポイント
☑肩甲骨を下げる
☑おなかを引く
☑骨盤を立てる
☑膝の裏を床につける

これが完成形。骨盤が真っすぐ立ち、膝裏がベタッと床についている。

最初はこうなる人が多い

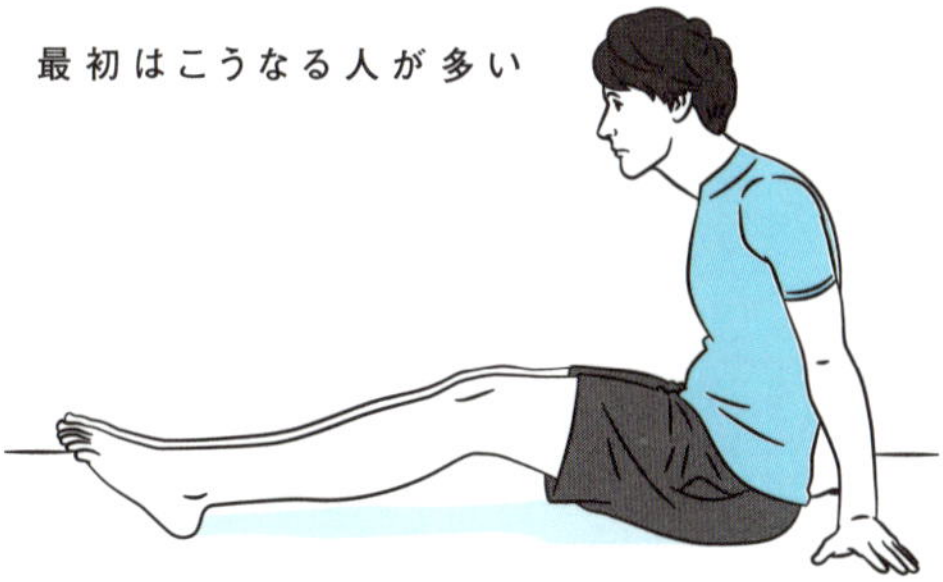

背中が丸くなったり、膝裏が浮いたり。後ろに手をついてしまう人も。

!ここをおさえて

実は、男性で苦手な人が多い長座。初めは背中が丸まってもよいので、まず膝の裏をしっかり床につけようと意識する。太ももの筋肉が育ち、大事な脚力をキープできる。

2つ目は、「きくち体操」の代名詞でもある「足首回し」。毎日行っていくことで、しなやかな足首を保つことができる。手や指、足首、膝、股関節、腰などにちょっとした違和感を感じ取ることができれば、体の不調に早期に気づくきっかけにもなる。

実際、この足首回しのおかげで、軽度の脳梗塞《こうそく》を発見できた例もある。毎朝起きた後に足首回しを日課にしていたAさんが、ある朝行っていると、左足はいつものように動くのに、右足が思うように動かない。Aさん、「これは、何かいつもと違う」と感じた。日ごろから「脳」の話を授業で開き続けていたため、「これは脳だ！」とすぐに脳神経外科に行き、検査をしたところ、軽い脳梗塞が起きていたという。医師にも「このレベルでよく気づきましたね」と感心された。多くの人は、こうした体からのサインを見逃しがちだ。その結果、重篤な病を発症してしまうこともある。生涯現役で働ける体づくりのためには、日ごろから体に微細な変化があったときに自ら気づき、感じ取る力がとても重要。「きくち体操」は、その気づく力を養う体操でもあるのだ。

全身の筋肉、神経を活性化する

足首回し

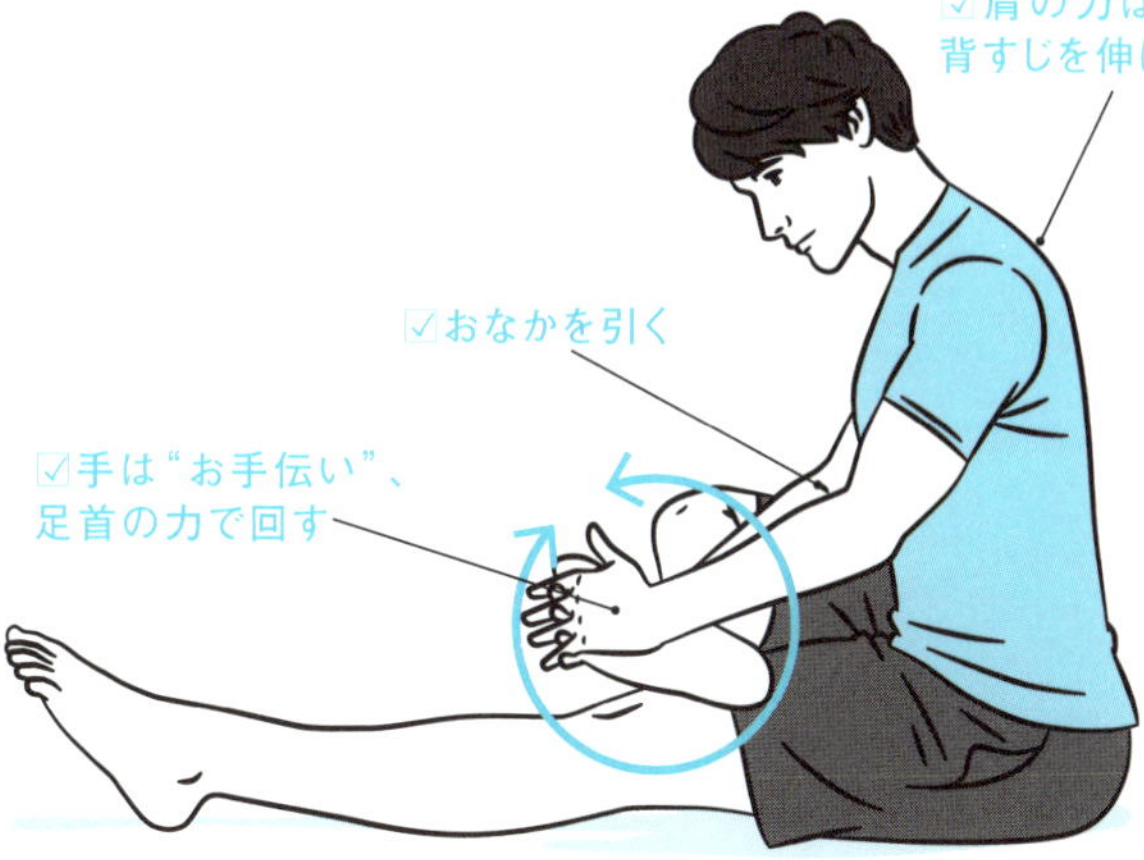

意識ポイント
☑肩の力は抜いて、
背すじを伸ばす
☑おなかを引く
☑手は"お手伝い"、
足首の力で回す

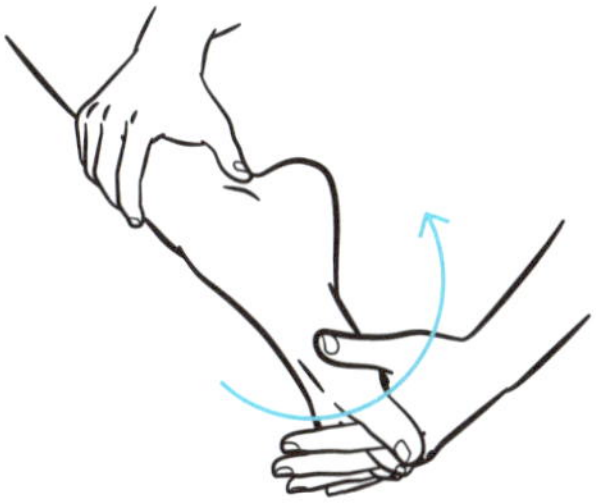

足の指に手の指を1本ずつ入れ、足の指と手の指をぎゅっと握り合い、握手する。いったん握った手の指を伸ばし、足首の力でゆっくりと丁寧に回す。

ここをおさえて

足首が硬くなると、ふくらはぎの筋肉が動きにくくなり、ポンプ機能がダウン。足首のしなやかさを維持すれば、血液やリンパが流れやすくなり、全身の筋肉、神経も活性化する。

3つ目は「おへそを見る腹筋」。「きくち体操」で最も大切にしている動きの一つが腹筋。だが、中高年世代には腰痛の人も多く、特に男性は必死に頑張って起き上がろうとするので、かえって腰を痛めてしまいがちだ。「どうしたものか」と考えついたのが、おへそを見るだけで、起き上がらなくてもいい腹筋だった。

「おなかは、肋骨などの骨で守られていない部分。内臓を守ったり、体の前側から背骨を支えたりと、命を維持していくために大切な役割のある腹筋は、脂身をつけて弱らせては絶対にダメ。忙しくて体操する時間がないというときでも、普段からとにかくおなかを引っ込めることを意識するようにして、腹筋だけはしっかり育ててほしい」と菊池さん。

おなかの役割については、40ページから詳しく解説しているので、こちらもぜひチェックしてほしい。

頑張らずに無理なくできる

おへそを見る腹筋

おなかは引いたまま、おへそを見ながら、頭を持ち上げる。腰痛がある人はここまででも十分だ。

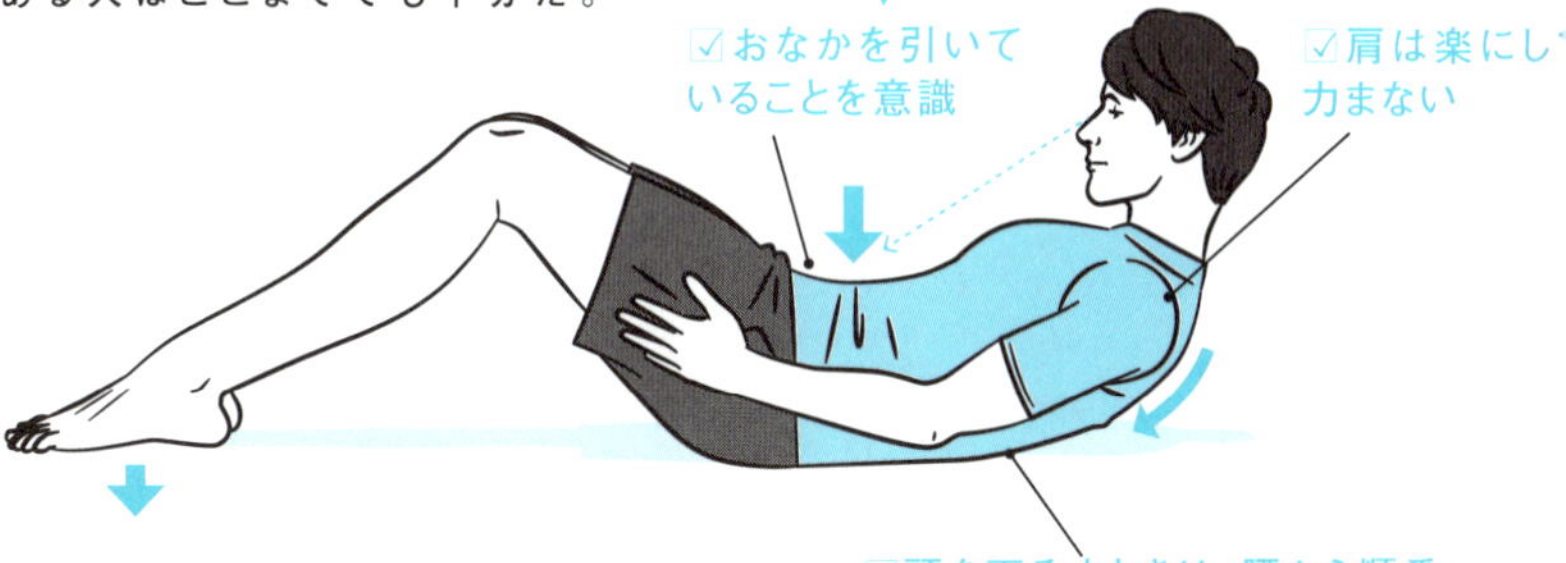

意識ポイント
☑おなかを引いていることを意識
☑肩は楽にし
力まない
☑頭を下ろすときは、腰から順番に背骨を1つ1つ下ろすように

足の指、足裏全体で踏ん張る。

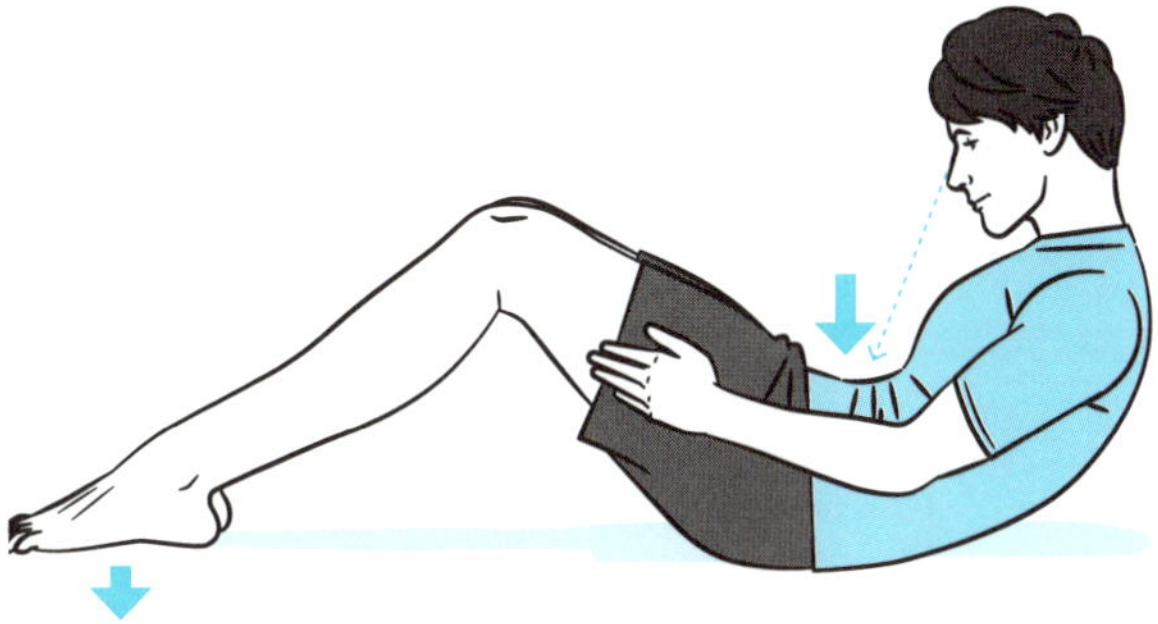

力がついてくると、このぐらいまで起き上がれるようになる。

ここをおさえて

床に寝て、膝は立ててそろえ、お尻はぎゅっと寄せておく。おなかをぐっと引いて足の指、足裏全体で床を押す感じで、ゆっくり頭を持ち上げて、おへそを見る。縦横斜めに走る腹筋を使っていることを、自分の脳で感じ取りながら、力まないで行う。起き上がる回数の多さを目的にしない。

part4 男性だけで体操を行えるクラスも

「きくち体操」には、男性だけに限定しているクラスもある。中高年女性と一緒に動くのはちょっと…という人向けに始めたものだ。最初はどんな体操だかよく知らないままに、パートナーなど家族に勧められて、きくち体操を始める男性も多いのだという。運動といえば付き合いでやるゴルフがせいぜいという多忙なビジネスパーソンのなかには、「時間があるなら、ウオーキングをしたり、ジムに行って体を鍛えたりしたほうがいいのでは」と思う人もいるかもしれない。ところが、教室で実際動いてみると、基本の座法である長座ひとつとっても、思うように脚を伸ばせなかったり、足の指を動かせなかったりで、愕《がく》然《ぜん》とする人も多いそうだ。

脳がすっきりして仕事のパフォーマンスも上がる

そんな人でも、通って動き続けるうちに、体は確実に変わっていくという。〝脳と体がつながる〟感覚がだんだんと感じ取れるようになっていき、脂肪が落ちて筋肉が育つ。その結果、「50代後半でも脳がすっきりして、仕事のパフォーマンスがぐんと上がった」「足の指をしっかり使えるようになって、60代でもゴルフの飛距離が伸びた」「姿勢が良くなり、歩く姿が若々しくなったと言われる」など、仕事やプライベートでのうれしい〝変化〟を報告してくれる人も多いと菊池さんは言う。今では、50代以上の上場企業の経営トップ、中堅外食企業の創業者、大手企業の管理職など、現役ビジネスパーソンたちも、口コミを頼りに「きくち体操」の門をたたいてくる。

今回、現在200人いるという男性生徒さんを含む「きくち体操」に通う現役世代のビジネスパーソンを中心に取材を行い、中高年世代が気になる体の不調ワースト10をピックアップした。33ページからのChapter2・実践編では、「メタボリックシンドローム」「ロコモティブシンドローム」「更年期の不調」「肩凝り・目の疲れ」「睡眠トラブル」「腰痛」などの10の不調のメカニズムについて、医師に取材してまとめた「カラダの悩み」解説編を踏まえ、菊池和子さんに「きくち体操」流の解決方法とお勧めの体操について教わっていく。オフィスでもできる動きも紹介しているので、気になる項目から、ぜひ読み進めてほしい。224ページからのChapter3、6人の体験談も必読だ。

あなたの体は「命」。
動いているから生きています。
止まったところから死なのです。

Chapter

2

実践編

中高年世代のカラダの悩み、「きくち体操」で解決！

Chapter 2

Part 1 メタボリックシンドローム

ぽっこりおなか、
内臓脂肪、
何とかしたい

CHECK LIST

最近、こんな経験ありませんか？

- □ 朝食は食べたり、食べなかったり…
- □ 「内臓脂肪」の文字が気になる
- □ アルコールをつい、飲み過ぎてしまう
- □ つい、ストレス食いをしてしまう
- □ 運動不足だ
- □ 年齢は40歳以上

チェックリスト監修：東京有明医療大学教授・川嶋朗医師

3個以上✔が付いた人は、次のページへ！

カラダの悩み

メタボを甘く見てはダメですか？

「運動不足なのに、付き合いで昨日も飲み過ぎちゃった…」。40歳を超えた、多くの人が気になってくるのがぽっこりおなか。扉のチェックリストのように、「内臓脂肪」や「メタボ」というキーワードについ目が行く、という人も少なくないのでは？

内臓脂肪症候群＝メタボリックシンドロームの予防・改善を目的に行われているのが、特定健康診査・特定保健指導、いわゆるメタボ健診だ。内臓脂肪の多さの目安である腹囲に加え、中性脂肪、血圧、空腹時血糖の基準により、メタボかどうかを診断する。とはいえ、メタボ健診という名前こそ浸透したが、実際の受診状況は100％には程遠い。2017年度の受診対象者は約5388万人だったが、実際に受診した人は約半数の2858万人。さらに、受診後、生活習慣病予備軍と診断された、特定保健指導対象者は約492万人だったが、実際に指導を受けた人はわずか19・5％にすぎない。つまり、8割以上の人は、メタボを改善するために肝心な指導をスルーしてしまっているということだ。

生活習慣病に詳しい、東京有明医療大学教授の川嶋朗医師は「健診の状況からも分かる通り、ぽっこりおなかで死ぬわけではないしと、放置する人が少なくない。ですが、メタボを甘くて見てはいけません。メタボの人は2型糖尿病になるリスクが3～6倍と高まります。糖尿病や脂質異常症は自覚症状がないサイレントキラー。自覚がないうちに危険因子が複数重なることによって、全身の血管が傷つき、動脈硬化が進む。すると、脳梗塞《こうそく》・心筋梗塞などである日突然倒れて死亡したり、たとえ命が助かっても、後遺症が残る、寝たきりになりやすい病気につながるなどといったリスクも上がってしまう」と指摘する。

メタボは人工透析への入り口にも

実際、肥満、高血圧、高血糖、脂質異常症のうち、3～4つが重なると、どれも該当しない場合に比べて、心筋梗塞・狭心症の発症率がなんと36倍になるという報告がある。「糖尿病が怖いのはそれだけではありません。網膜症や腎臓障害・神経障害などの合併症によって、失明する、脚を切断しなければならないといったケースも珍しくありません」と川嶋医師。

近年の糖尿病の増加に伴い、合併症の一つ、糖尿病腎症の患者も年々増加し続けている。現在、人工透析を受けている人の数は全国で33・5万人（2017年末）。その4割近くは糖尿病性腎症が原因とされ、透析治療の原因のトップとなっている。人工透析を受けるとなれば、週に2〜3回、1回4〜5時間かかる治療の日々が待っている。自分がつらいことはもちろん、病院への送迎など、患者を支えるパートナーや家族の生活、そして、国の医療費にも大きな影響が出てしまう。

糖尿病や人工透析への入り口ともなるメタボを放置するのは、明らかにアウトといえそうだ。「メタボ改善のためには、なぜこうなったのか、まず自分で生活習慣を振り返ることが大切。暴飲暴食など思い当たることがあったら、それをやめる。寝る前に食べない、腹八分目でやめておく、朝食は食べるなど、食事を見直す。脂肪を減らすには、少しだけきついと思える運動をぜひ行って。生活習慣病は、病院や医師に頼り過ぎず、自分でコントロールしていこうという姿勢が大切」と川嶋医師は話す。

教室を開いて50年以上、メタボや糖尿病に悩む多くの生徒さんたちを改善させてきた菊池和子さんに、早速お勧めの体操について聞いていこう。

メタボを放置すると心臓病や脳梗塞を招くことにも

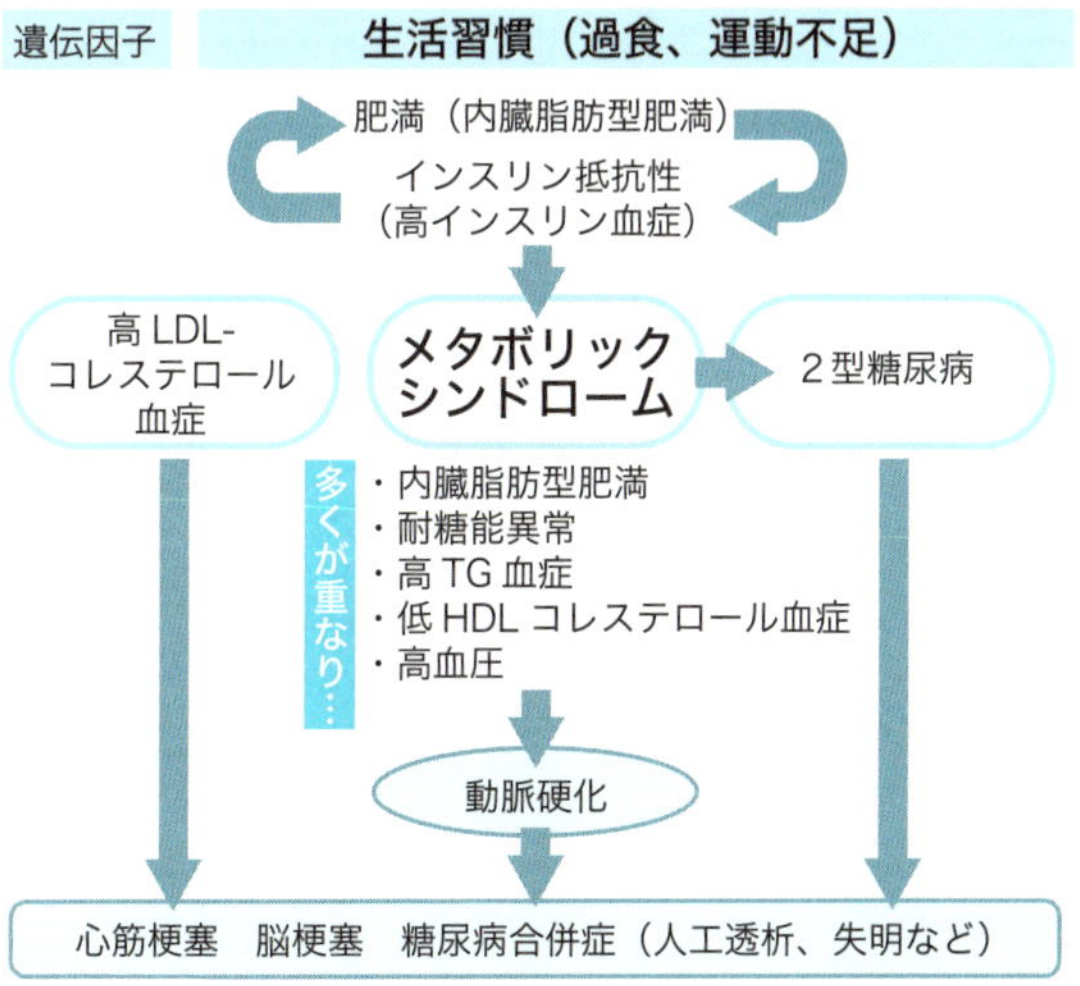

（出典：〔公財〕循環器病研究振興財団　知っておきたい循環器病あれこれの図を基に一部改変）

メタボリックシンドローム基準

腹囲<男性85cm以上、女性90cm以上> ＋ 下記の3項目のうち2項目以上が該当

- 中性脂肪値：150mg/dl以上、かつ、またはHDLコレステロール値：40mg/dl未満
- 血圧：拡張期130mmHg以上、収縮期85mmHg以上
- 空腹時血糖値：110mg/dl以上

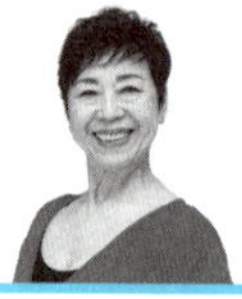

きくち体操は
こう考える

おなかを引っ込め、自分の体に意識を向ける癖をつける⇓内臓が活性化、代謝アップ

中高年世代の共通のお悩み、肥満やメタボ、高血圧や高血糖に悩んで、教室に入会される方は少なくありません。ですが、体を動かし続けていくうちに、多くの方が改善していき、「糖尿病の薬を飲まなくて済むようになったよ」という報告もよくいただきます。最近でこそ、「身体活動は薬である」ともいわれているようですが、私はこれまでに多くの生徒さんたちが変わっていく様子を見続けてきて、メタボ対策にはひそかに自信を持っています。

「運動が苦手な人でもできるきくち体操は、そんなに激しくは見えないのに、一体なぜメタボを撃退できるの？」。そう思う方もいるかもしれません。実は、最近では、息が切れるほど激しい運動は、かえって脂肪が燃焼しにくくなることが分かっています。ですから、少しきついと感じられる程度の運動がベスト。そして、きくち体操の最大の特徴、「動かすところに意識を向けながら、ゆっくり丁寧に体を動かす」ことがカギになります。

今や、男性、女性を問わず、年齢を重ねてある程度仕事の責任を持つ立場にあれば、仕事や対外的なお付き合いに追われる方々は多いと思います。ついつい自分の体のことは後回しという方も多いのではないでしょうか。だからこそ、体の代謝を邪魔するほど、余計な脂身がついたら、体内ではどんなことが起こるのか——。まずは自分の体に意識を向けて、脳で体の状態を感じ取ろうとする力を育てていくことが、生活習慣病予防の第一歩になります。

おなかを引っ込める感覚をつかむ

おなかには、腸や胃や肝臓など、生きていくために欠かせない臓器が入っています。そのおなかに脂肪をつけて筋肉が衰えてしまったら、内臓の働きが悪くなり、食べ物を消化・吸収する力、代謝の働きも落ちて、余計に脂肪を増やす原因になっていきます。おなかの縦横斜めに走る腹筋を育てて、力をつけることこそが、ぽっこりおなか、メタボを予防する最大のポイントです。

そのため、きくち体操では、腹筋はもちろん、そのほかの体操でも、おなかを引っ込めることを常に意識して動かします。長年の飲み過ぎ、食べ過ぎで気づけばぽっこりおなか。そんな方でも、腹筋やさまざまな体操で、おなかを引っ込めることを度々意識するうちに、いつの間にか、〝出しっ放し〟なっていたおなかを引っ込める感覚が養えるのです。日常生活でも、おなかをへこませる感覚が身に付いたらしめたもの。基礎代謝にも関わるインナーマッスル、腹横筋も育ち、より太りにくい体に変わっていきます。

体の隅々まで動かすことも重要です。膝の裏や足の指の付け根など、実は私たちの全身には、日常生活ではほとんど意識的に使えていない場所が多いもの。その使われていないところにもきちんと意識を向け、丁寧に動かしていくことで、全身の血液やリンパの流れも改善していきます。当然、全身の代謝も上がり、脂肪が燃えやすい体をつくることができます。

食事にも自然に気を使えるように

講演会などで、私はよく皆さんにこう呼びかけます。「体は、あなたが自分で良くしていくしかないのよ。体はあなたの命そのものだから、感謝の気持ちを持ってね」と。教室に通う皆さんを見ていての実感ですが、自分の体調に今までにない不安を感じたり、主治医にさじを投げられてしまったりと、何かしらの危険信号を察知して、自分の体の大切さを実感として理解できるようになって初めて、ようやく自分の体を気遣えるようになったという方も多いもの。ですが、この体でまだまだ現役で、将来も無理なく働き続けたいと思われるなら、そんな大変な状況になる前に、まずは自分で体を動かし、少しでも良くして、自分の体を慈しむ感覚を養ってもらいたいと思います。それこそが、糖尿病などの生活習慣病を重症化させない大切なポイントなのだと思います。

もう一つ、私が生徒さんたちに勧めているのが、食事記録。簡単なものでいいので、日々の食事の内容を手帳に控えておくのです。すると、体が重く感じられるようになったなとか、倦怠感があるといった不調を感じたときにも、「このとき、ついつい盛り上がって宴会で食べ過ぎちゃったな」などと、食事面から振り返って、体はあなたが食べたものでできていることを自覚できます。自分の体に意識を向けるきっかけにもなるので、ぜひこちらも試してみてください。

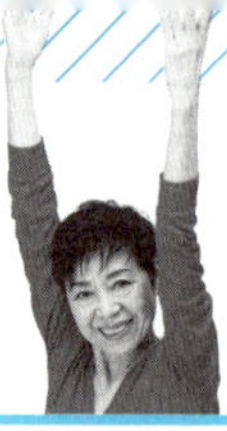

動いて
みましょう

目で見て、手全体でおなかをつかむ 日常生活でも常におなかを「引く」意識を

さて、ここからは、自分の体に意識を向けるためのメソッド「おなかつかみ」（46ページ）を紹介しましょう。自分のおなか、つかんだことありますか？　おなかが痛いときにさすったことはあるけれど…という方が大半かもしれませんね。

自分の目でおなかをまず見て、自分の手全体で、おなかをしっかりとつかんでみてください。「ここには大事な内臓が入っているんだ」と、〝脳を使って〟つかむことで、視覚的にも触覚的にも自分の体や脂肪を認識でき、脳と体がつながる感覚が身に付きます。おなかへのこうした刺激によって、内臓は無理なく活性化し、臓器それぞれの機能が上がっていきます。

おなかの下、鼠径《そけい》部には太い血管が通っていますから、鼠径部までしっかりつかむことで、全身の血流も改善していきます。46ページのイラストを見ながら、早速試してみてください。便秘の予防・改善にも効果的ですよ。

最後にもう一言。通勤電車で立っているとき、職場で座っているとき、歩いているときなど、普段の生活でも、常におなかを引く意識を心がけていきましょう。おなかを引く習慣が〝日常〟になれば、おなかは無理なくへこんでいきますし、メタボや腰痛の予防にもなります。

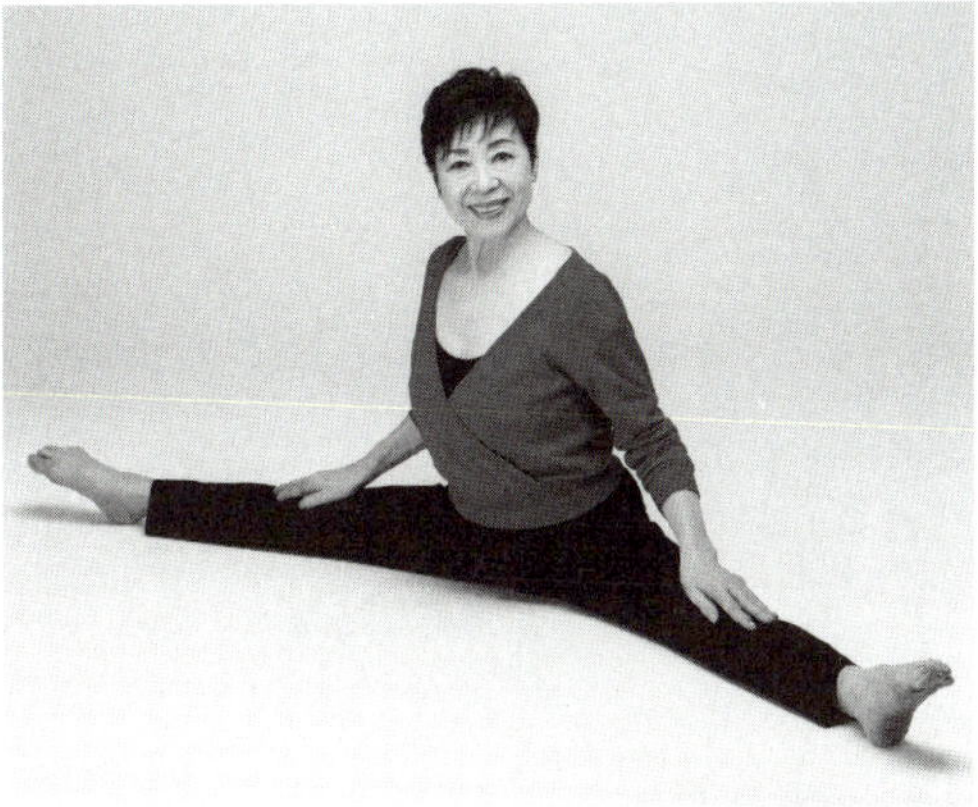

脂肪を自覚して筋肉を育てる

おなかつかみ

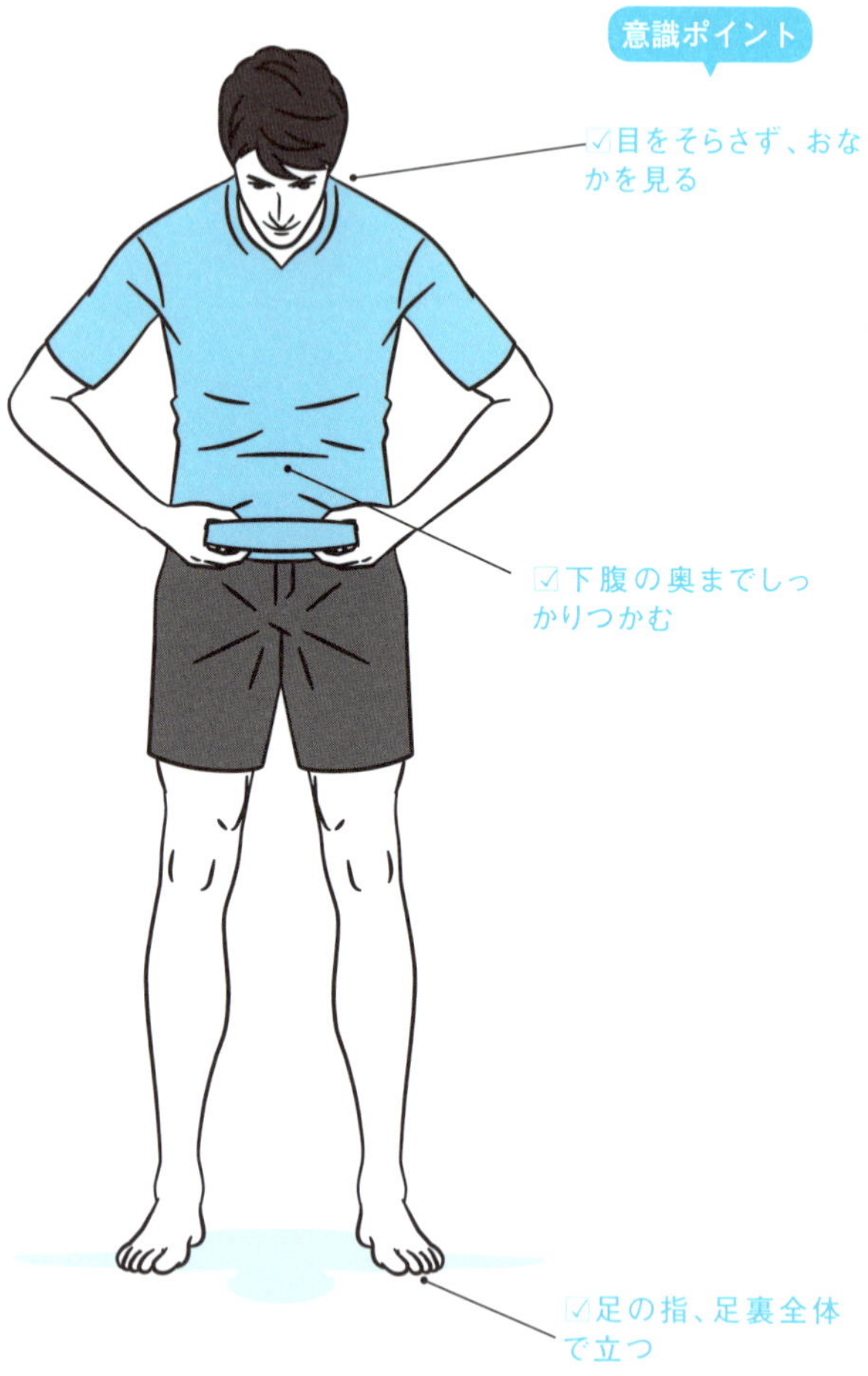
意識ポイント
☑目をそらさず、おなかを見る
☑下腹の奥までしっかりつかむ
☑足の指、足裏全体で立つ

ここをおさえて

自分のこの手で、この指でおなかをしっかりつかむことが、脳で体を自覚する第一歩。腹筋と内臓が活性化し、脂肪が燃えやすくなる。便秘の改善・予防にも◎。

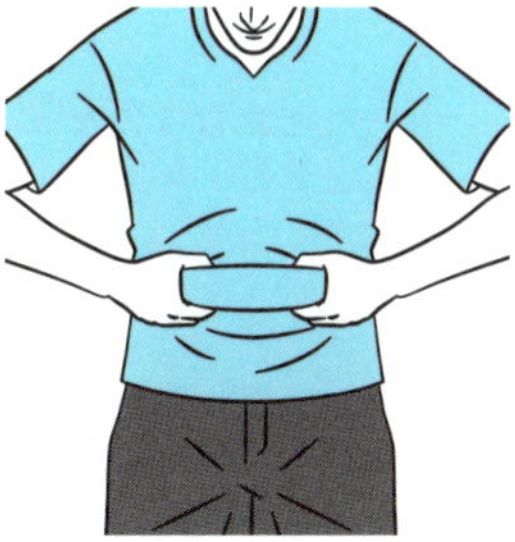

胃をつかむ

肋骨のすぐ下、へその上、胃のあたりもしっかりつかむ

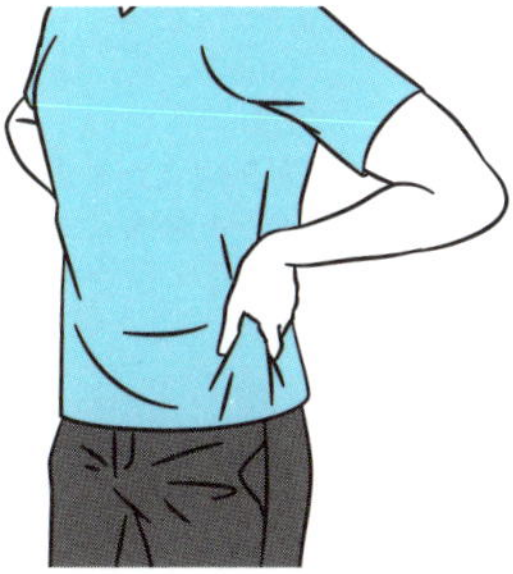

脇腹をつかむ

片手でつかめなければ、両手で片方ずつでも大丈夫

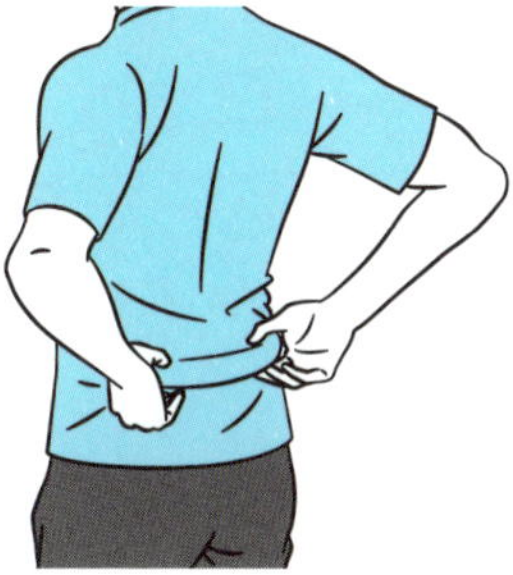

おなかの後ろも！

背すじを伸ばして、背骨の周辺、背中に余計な脂肪がついていないか確認

※手の位置を少しずつずらしながらまんべなくつかんでいく。

斜めの筋肉を育て、ウエストをシェイプ

ツイスト腹筋

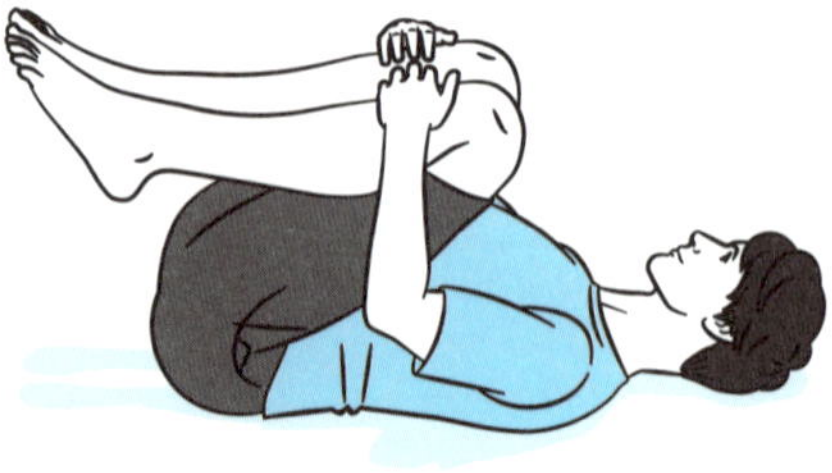

1

あおむけになって膝を抱える

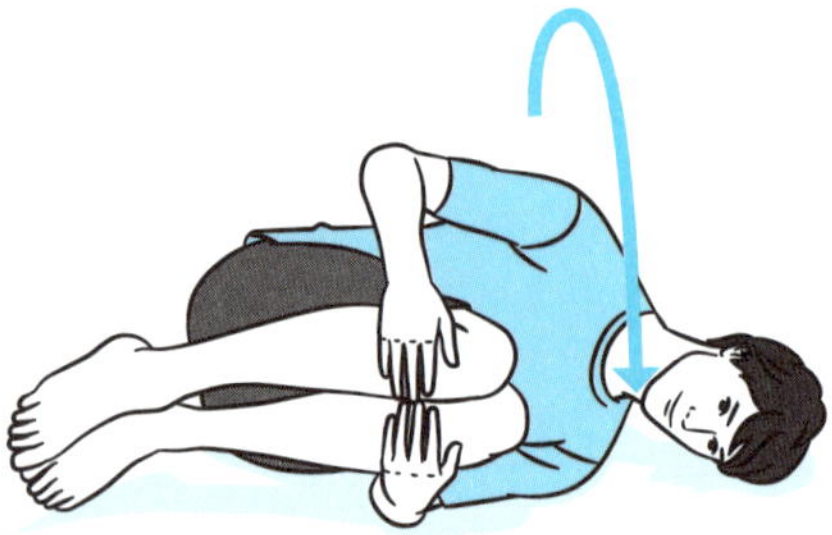

2

膝を抱えたまま、そのまま体を横にする

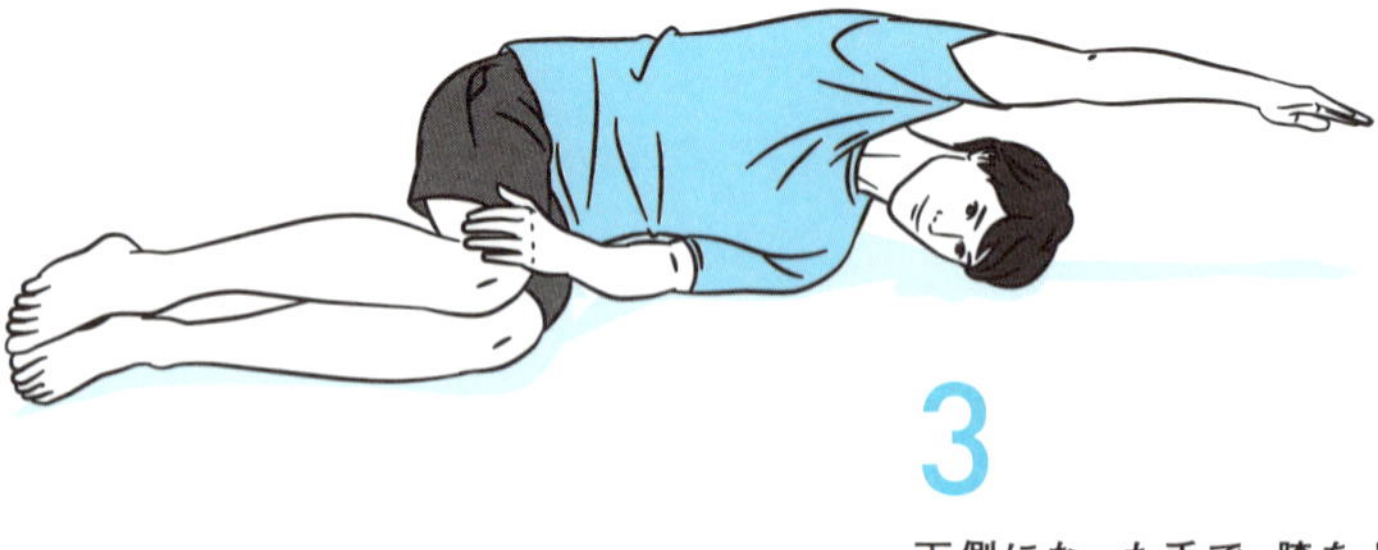

3

下側になった手で、膝を上から押さえる。上の腕を伸ばして背すじを伸ばす

4

骨盤を立てたまま、ウエストからねじる

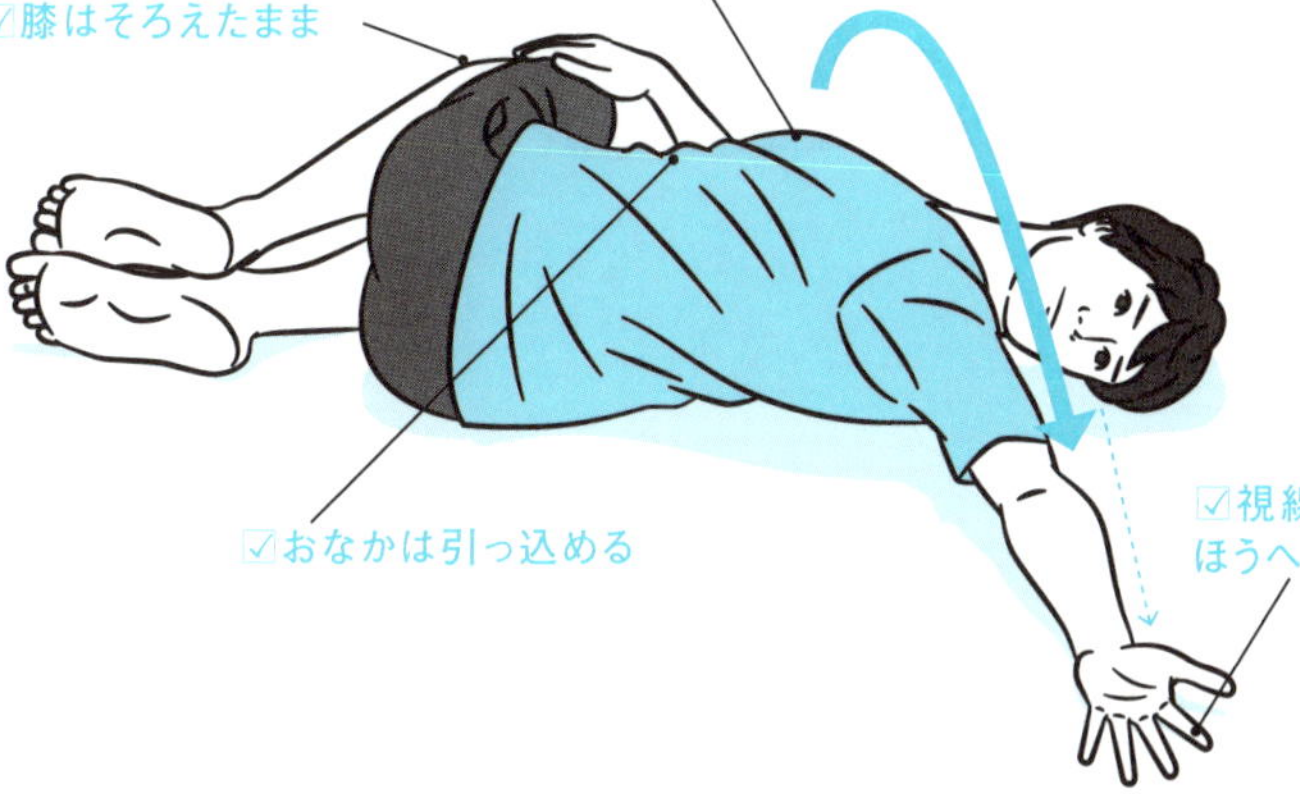

意識ポイント
☑胸をしっかり開く
☑膝はそろえたまま
☑おなかは引っ込める
☑視線は手のほうへ

！ここをおさえて

脇腹の腹斜筋は、姿勢を美しく保つために大切な筋肉。きちんと育てることで、おなかがへこみやすくなり、腕にも力がつく。肩凝り、腰痛の予防にもお勧め。

下半身、体幹に力をつけて、代謝を上げる

お尻歩き

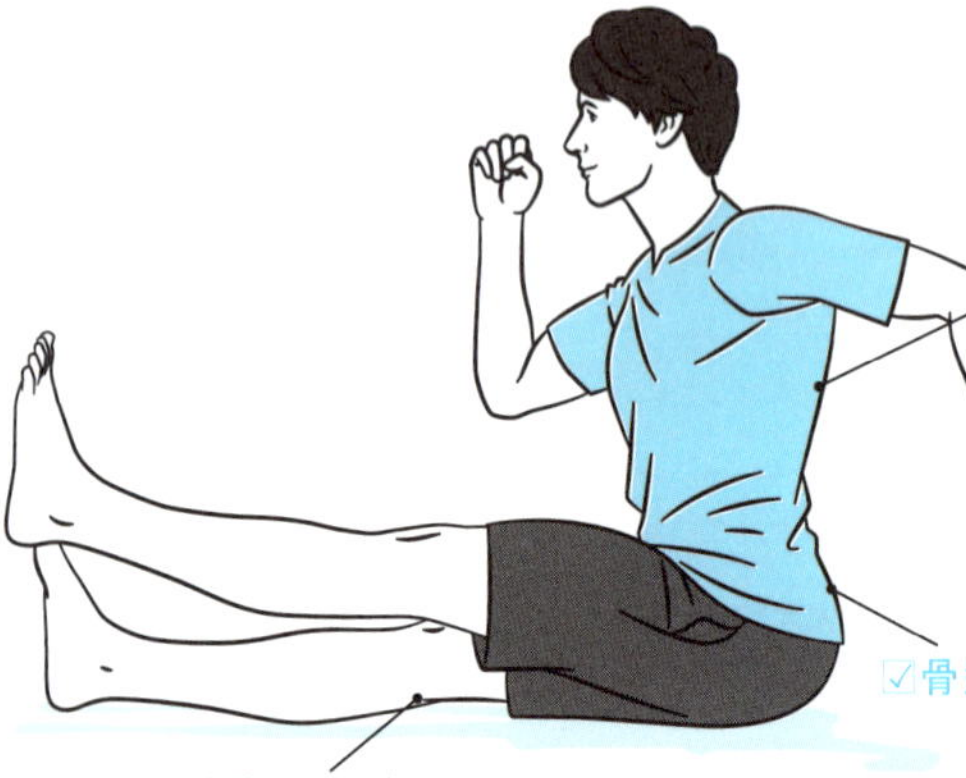
意識ポイント
☑背すじは伸ばす
☑骨盤を立てる意識で
☑膝裏を伸ばす

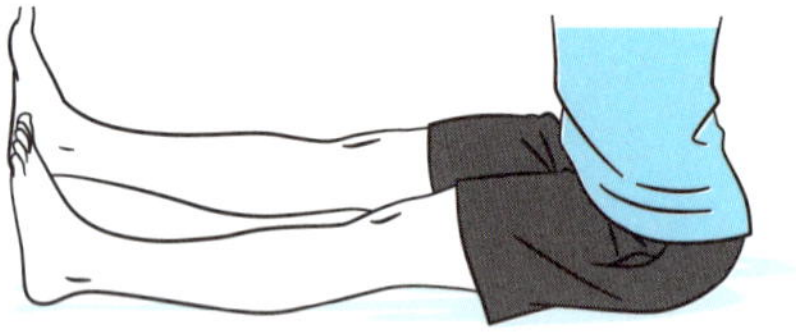

2歩目はこのように、右側のお尻から
脚を上げて前に進む

ここをおさえて

長時間の座りっ放しなどでゆがみがちな骨盤の位置を正すことで、内臓も本来あるべき位置に戻す効果が期待できる。下半身、体幹の強化、腰痛予防にも。

体に意識を向ける癖がつく

椅子で腹筋

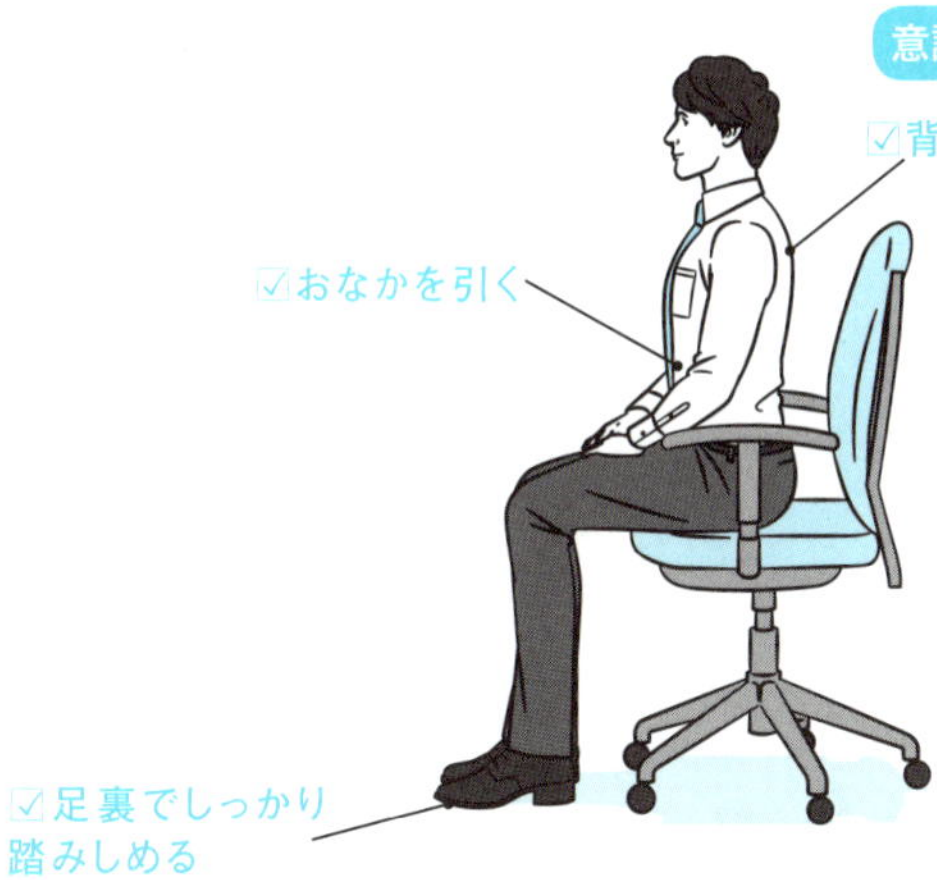

意識ポイント
☑背すじを伸ばす
☑おなかを引く
☑足裏でしっかり踏みしめる

ここをおさえて

職場で座るたびにおなかを引っ込める習慣をつければ、お尻の筋肉にも力がつく。ヒップアップにも。

下半身の力がつく

椅子で脚上げ

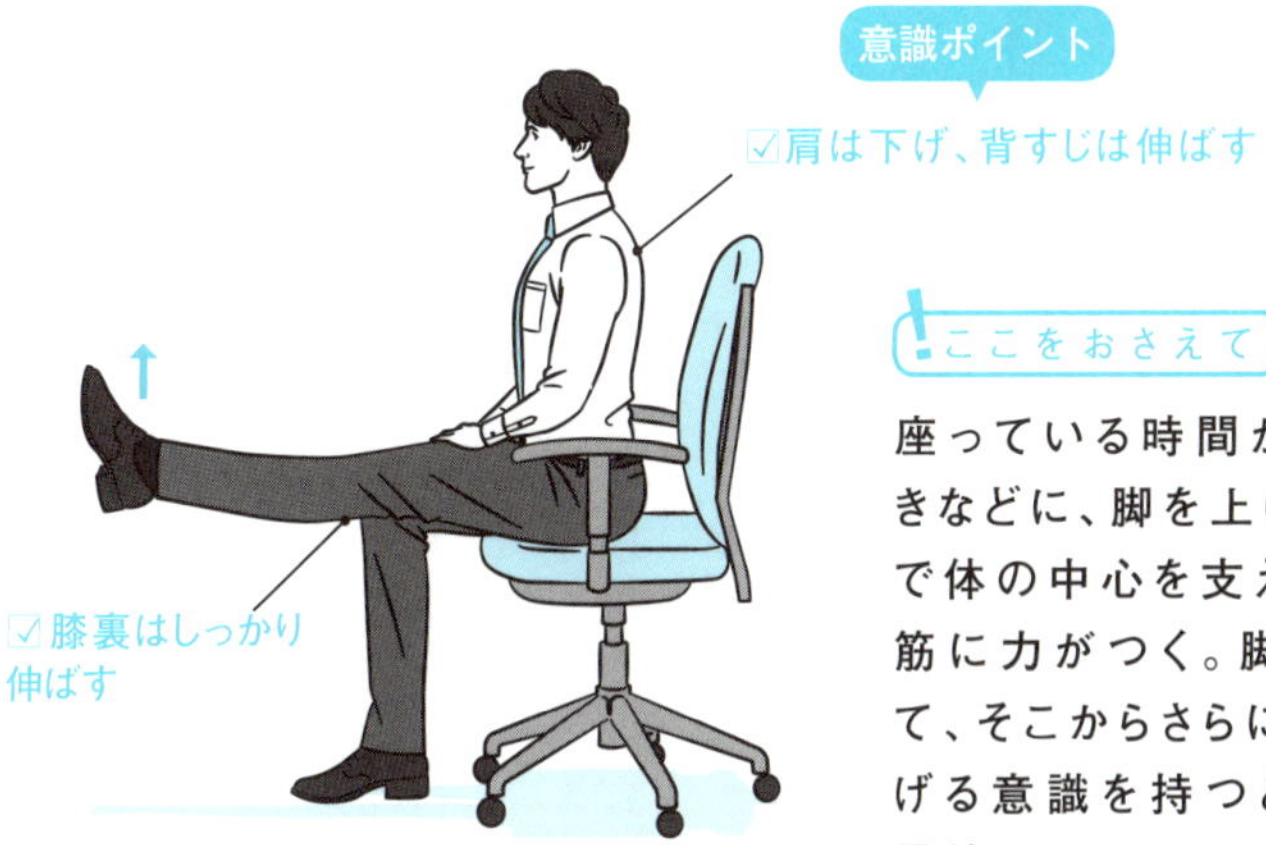

意識ポイント
☑肩は下げ、背すじは伸ばす
☑膝裏はしっかり伸ばす

ここをおさえて

座っている時間が長いときなどに、脚を上げるだけで体の中心を支える腸腰筋に力がつく。脚を上げて、そこからさらに持ち上げる意識を持つとより効果的。

医師コラム

メタボの隠れた原因「内臓冷え」とは？

糖尿病をはじめとする生活習慣病の予防のためには、食事や運動などの生活習慣の見直しが肝心。だが、それ以外にも注意しておきたいのが「冷え」だ。

「ビジネスパーソンなど現役世代の場合、冷えがメタボの隠れた原因である場合も多いのです。おなかや内臓を温める温活も大切」。東京有明医療大学教授の川嶋朗医師はそうアドバイスする。

現代人はデスクワークが長く、そもそも腹部の血流が悪くなりがち。その上、コーヒー、ビールなど体を冷やす飲み物を日常的に摂取する習慣が重なることで、内臓、特に腸を冷やしてしまっている人が多いのだという。

腸が冷えると消化酵素の働きや免疫機能が落ちるので、便秘や下痢になりやすくなる。その結果、脂肪の代謝も悪くなり、メタボのリスクが余計に高まる。免疫機能も落ちて、だるくなったり、足や下半身がむくんだりという不調を感じやすくなる人も少なくない。

こうした「内臓冷え」を避けるためにも、夏でもキンキンに冷えたビールは飲み過ぎず、水分はなるべく常温のものを取るようにしよう。体を温める働きのあるショウガやニンニク、納豆・豆腐など発酵食品もお勧めだという。

もう一つ大切なのが入浴。体を温めるためには、毎日忙しいからといって、シャワーだけで済ますのはNG。できれば1日の終わりを締めくくるリセットタイムとして、ゆったりぬるめの湯船につかって体を温める時間をつくろう。

Adviser
東京有明医療大学教授、医師　川嶋 朗さん
北海道大学医学部卒業後、東京女子医科大学に入局。ハーバード大学医学部マサチューセッツ総合病院、東京女子医科大学附属青山自然医療研究所クリニック所長を経て、現職。補完・代替医療を取り入れ、西洋近代医学と統合した医療を手がけている。

Chapter 2

Part 2 ロコモティブシンドローム

最近、何だか
つまずくことが
増えた…

CHECK LIST

最近、こんな経験ありませんか？

- □ 片脚立ちで靴下がはきにくい
- □ 家の中でつまずいたり、滑ったりする
- □ ゴルフの飛距離が以前に比べて落ちた
- □ すぐタクシーに乗りたくなってしまう（15分以上歩くのがしんどい）
- □ 階段を上がるときは手すりを使う
- □ 重い荷物を持ち帰るのがつらくなってきた

チェックリスト監修：整形外科医・カイロプラクター 竹谷内医院院長 竹谷内康修さん

3個以上✔が付いた人は、次のページへ！

カラダの悩み

ロコモは要介護の入り口になるって本当ですか?

靴下がはきにくい、つまずくことが増えた…。チェックリストで挙げたのは、ちょっと体が硬い人なら、誰しも1つぐらいは思い当たりそうな項目ばかり。だが、実は1つでも当てはまると、「ロコモティブシンドローム(運動器症候群)」の可能性がある。ロコモとは、骨や関節、筋肉などの運動器の衰えが原因で、「立つ」「歩く」といった移動機能が低下している状態のこと。「それって、高齢者のことでしょ?」と思うかもしれない。だが、最近は「子供ロコモ」という言葉があることをご存じだろうか。これは、子供世代に広がるロコモティブシンドロームの通称。外遊びが減っている子供たちの世代でも、「しゃがみ込むと後ろに倒れてしまう」「転倒して簡単に骨折してしまう」といったロコモの症状が問題視されているのだ。

40代以上の3分の2がロコモとその予備軍

大人世代も深刻だ。東京大学の調査によると、40歳以上の人口の約3分の2に当たる4700万人が、ロコモとその予備軍という推計もある。「仕事に追われがちで運動習慣がないという人は、ちょっとした段差で転んだりする、ロコモ予備軍になっている可能性があります」と、整形外科医でカイロプラクターの竹谷内医院・竹谷内康修院長も指摘する。ロコモの怖さは、将来、要介護状態を招くこと。平成28年の国民生活基礎調査によると、要支援・要介護状態になった原因の1位、2位は認知症（18％）、脳血管疾患（16・6％）だった。ところが、骨折・転倒（12・1％）と関節疾患（10・2％）、脊髄《せきずい》損傷（2・3％）を「運動器の障害」と捉えると、これらの合計は24・6％。要介護原因のトップになってしまう。骨量が減りがちな女性には特に顕著で、3割弱が運動器障害をきっかけに、要介護状態に進んでいる。年齢に関係なく、いつまでも颯爽《さっそう》と歩ける体と脳を維持していくためには、ロコモ対策は急務といえそうだ。

膝を伸ばさない、悪い姿勢で歩く

「ロコモになっていく原因の一つが、膝を曲げっぱなしで歩くなど、悪い姿勢や歩き方を続けていること」と竹谷内院長。中高年になると、膝の関節が硬くなり、十分に伸ばしづらくなってくる。そうなると、体をしっかり支える力が弱る。骨盤が後ろに傾いて背中が曲がり、首が前に突き出る、いわゆる老けた姿勢になっていく。さらに、「膝裏が伸びないと、股関節の可動域が狭くなるため、歩幅が狭くなっていきます。また、使われる膝の軟骨が限定的になり、負荷が集中してしまうため、軟骨や半月板がすり減りやすくなり、膝の痛みにつながる場合もあります」（竹谷内院長）。

そもそも、骨や筋肉の量は、20～30代がピーク。何もしなければ加齢に伴って、骨量も筋量も減っていく。４００３人の男女を対象者とした大阪医科大学の調査では、全身のなかで、下肢の筋肉量が最も減りやすく、かつ最も早い年代から減っていくことも分かっている（左下のグラフ参照）。ロコモの予防について、体の仕組みに沿った動きを指導している菊池和子さんはどう考えているのか。早速聞いていこう。

やってみよう、ロコモ度チェック
下半身の筋力を測る立ち上がりテスト（片脚の場合）

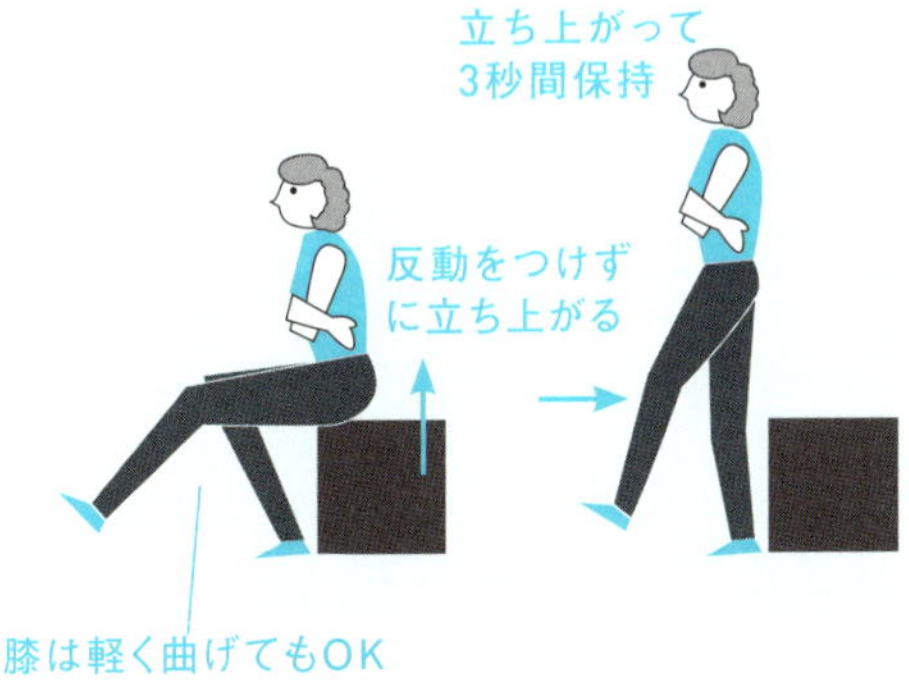

（出典：ロコモチャレンジ推進協議会公式HP「ロコモオンライン」）

40代から60代までは男性・女性とも、片脚で立ち上がれる台の高さは40cmが目安。立ち上がるときにぐらついたり、よろけたりすると、ロコモ予備軍の可能性がある。ロコモ度テストはこの立ち上がりテスト（両脚・片脚）のほか、歩幅を調べる2ステップテスト、身体状態・生活状態を調べる25項目の質問紙から構成されている。

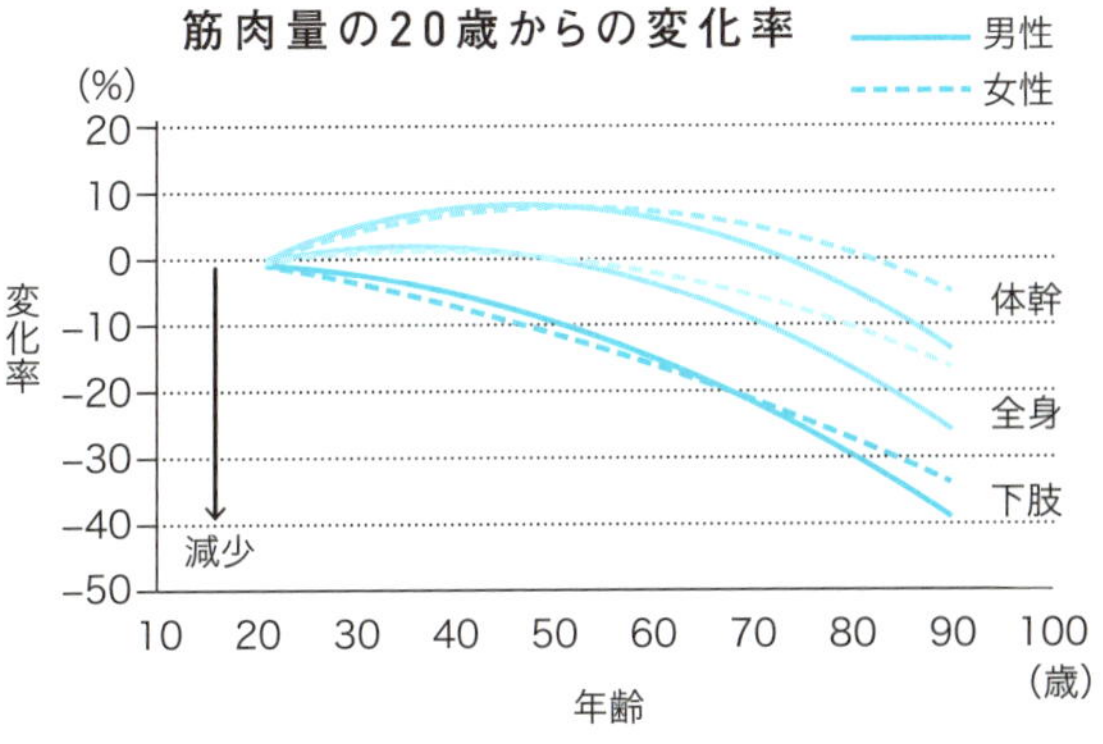

（出典：谷本ら、日老医誌2010,47:52-57を一部改編）

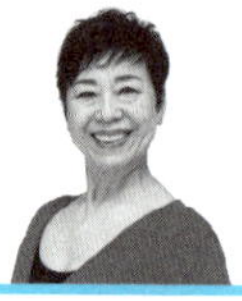

きくち体操は
こう考える

足の指とお尻の筋肉に力をつけて、膝を伸ばす⇓強い下半身でしっかり歩ける体に

最近、よく耳にするようになったロコモ。言葉の詳しい意味までは知らなくても、「体の衰えは、下半身から」と聞いていらっしゃる方は多いと思います。「最近、ゴルフの飛距離が落ちてきたのも、下半身の衰え、年齢のせい？」という方の声もよく聞きますね。ですが、男性教室に通う生徒さんたちいわく、きくち体操を始めてから50代からでも60代からでもゴルフの飛距離が伸びた、という方がとても多いのです。背筋や腹筋がバランス良く育ったこともあると思いますが、脚力、足の指、足の裏でしっかり踏ん張る力がついたからというのも、大きな理由だと思います。ゴルフをやる方に限らず、道にちょっと段差があってもつまずいたり転んだりせず、颯爽と歩ける体を維持するために、まず大切なのが足の指と足の裏。足の裏、気にされたことはありますか？　きくち体操では、足首回しで常に足の裏の状態をチェックしますが、日常的には、「足の裏までなかなか気が回らない」という方が多いのではないでしょうか。

足の指、足の裏が弱ると転倒の原因に

足の裏では、足の指1本1本からつながる筋肉が、足の裏側、かかとで1つに束ねられ、アキレス腱になっています。アキレス腱はふくらはぎ、膝の裏までつながっていき、そこから、膝を介して、太ももやお尻、腰という下半身全体につながっています。ですから、意識的に足の指をしっかり使い、よく歩くだけで、脚力や体をある程度は守れるようにできています。逆に足の指を使わず、足の裏の筋力が弱ってくると、足のアーチが崩れたり、ふくらはぎが弱ったりしてきます。すると、きちんと足を上げられず、歩幅が狭まり、転びやすくなる。足の指のなかでも、特に親指が重要。足の裏には体の各部につながる反射区が集まっていますが、親指とつながっているのが頭部（脳）。歩くときも、「足の親指を付け根からしっかり使って歩く」意識を持つだけで、脳と体がつながる感覚が育ち、地面を捉えて適度な歩幅で歩けるようになり、女性に多い外反母趾《ぼし》の予防にもなります。

もう一つのポイントが膝ですね。人間は、膝が曲がるから、立ったりしゃがんだりとさまざまな動作ができますが、最近は若い方でも、膝を曲げたまま歩いている人が目立ちま

す。膝は、無意識でいるときは緩んで曲がっています。膝が伸びるのは、膝を伸ばそうと意識したときだけです。無意識のままだと、硬くなったり、縮んで弱くなったりしていくばかり。ですから、膝の裏に意識を向けて、伸ばそうとすることがとても大切です。きくち体操では、長座や脚上げなどで、膝裏をしっかり伸ばす体操を意識的に行っています。

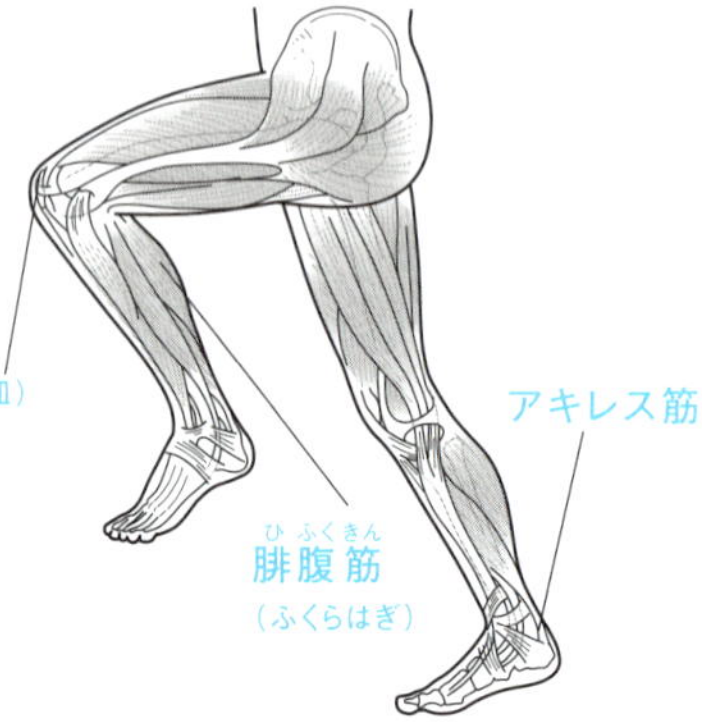

膝蓋骨《しつがいこつ》（膝の皿）
アキレス筋
腓腹筋《ひふくきん》
（ふくらはぎ）

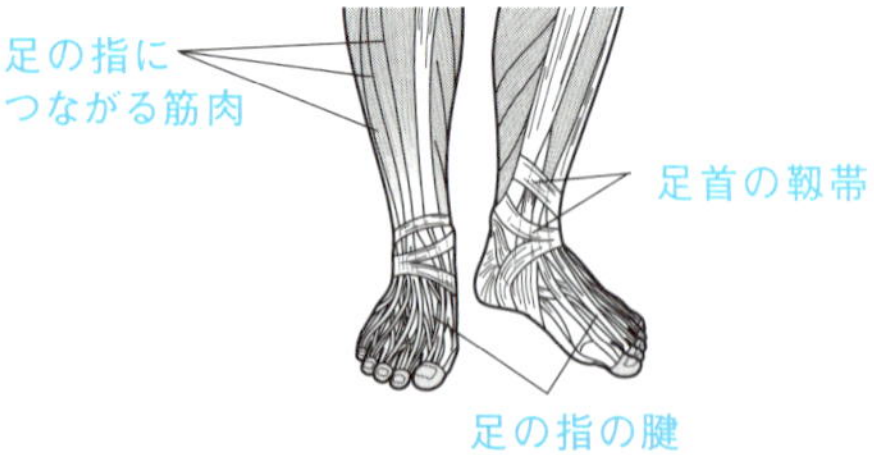

足の指に
つながる筋肉
足首の靱帯
足の指の腱

「きくち体操」では、一般にはあまり意識しない足の指を重視している。足の指の腱は足の甲の筋肉や、足首の靱帯、すねの筋肉に直結しており、足の指が弱ると、脚全体が衰える。

お尻を寄せて上げる

そして、下半身に力をつけるためには、お尻の筋肉が重要です。私はいつも、「お尻の筋肉がしっかりしていれば、きちんと生きていけるから」と、授業で伝えています。女性はともかく、男性は、「自分のお尻なんか、見たこともない」という方も多いと思います。ですが、お尻の筋肉が大きいのには、それだけの役割があるのです。お尻は上半身と下半身とをつなぎ、腰と背骨を支えて、さらには股関節や骨盤も支える、いわば体の要ともいえるところ。そのお尻の筋肉が加齢で衰えて下がったり、横にてれっと広がったりすると、骨盤もゆがみ、当然ながら股関節の動きも悪くなっていきます。

颯爽と歩くどころか、疲れやすく、動くのがおっくうな体になってしまう。普段から、おなかを引くのと同じぐらい、「お尻の筋肉を寄せる」ことを意識してみてください。おなかとお尻は表裏一体、兄弟のようなものですから、おなかを引く意識が育つと、お尻を真ん中に寄せやすくなり、大臀筋《だいでんきん》などの筋肉も育ちます。生涯現役の体を目指すなら、「お尻の筋肉はいつまでも大きく強く保つこと」と覚えておいてくださいね。

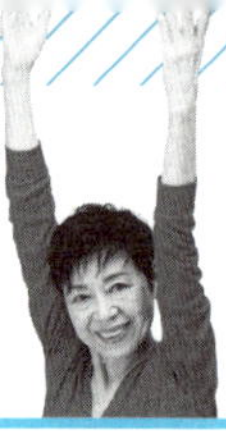

動いてみましょう

足の指、足の裏の力を目覚めさせる「脚を上げて膝裏を伸ばす」を習慣に

ビジネスパーソンの皆さんは普段、足を靴下やストッキング、靴に閉じ込めて1日を過ごす方がほとんどでしょう。だからこそ、65ページからの「足の指のグーとパー」、「足指歩き」など、足の指や足の裏をしっかり使うメソッドをぜひ試してみてください。ほかにも、ちょっとお行儀は悪いかもしれませんが、時には靴を脱いで、靴下をはいたままでも、指を1本1本マッサージしたり、間を広げたりしてみてください。5本指靴下などもお勧めです。指1本1本が分かれているだけで、何気なく立つときにも地面を捉え、踏ん張る力がつきますし、何よりも指1本1本それぞれにつながる脳がはっきりします。

また、脚力の大切なポイント、膝の裏を伸ばすには、基本の長座のほか、洗面台や低めのデスクなどで、脚を上げて膝裏を伸ばす癖をつけて。片脚で立つのはぐらぐらして怖いという方は、台につかまって立ち、ゆっくりしゃがむ動きでもかまいません。このほか、178ページの「四股エクササイズ」なども、お尻や下半身全体に力がつくのでお勧めです。

足の裏で踏ん張る力が蘇《よみがえ》る

足の指のグーとパー

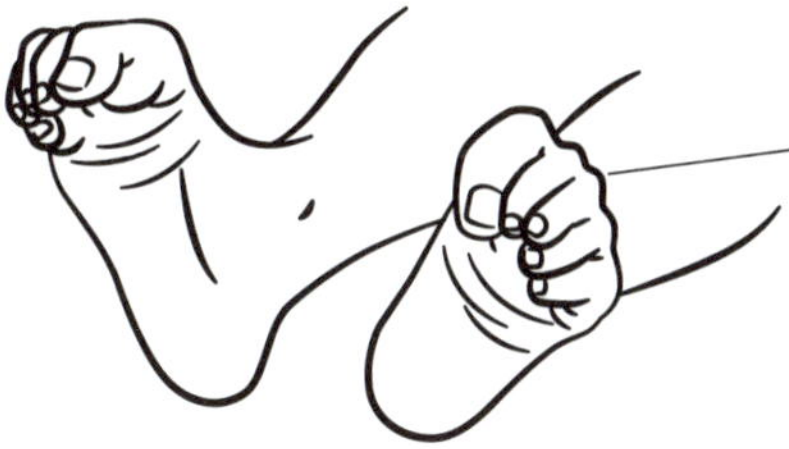
意識ポイント
☑グーは第3関節が浮き出るように

※中指や薬指など、伸びづらい指は何度も触って、繰り返し行う。

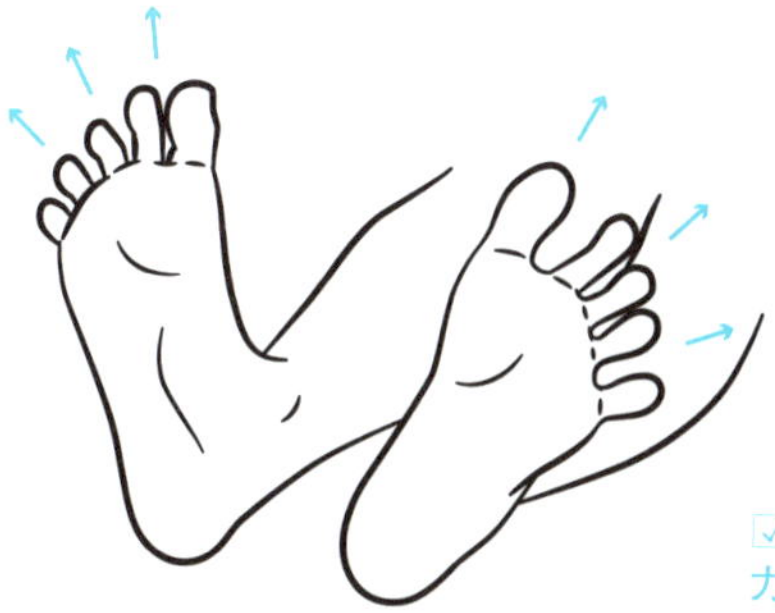
☑開くときは指先に力を入れて

!ここをおさえて

膝裏をしっかり伸ばして長座で座り、意識を向けて目で見て、脳で、指全体がグーをつくれているか、しっかりパーと開けているかを感じ取る。グーとパーを最低でも10回繰り返す。

足の裏から脳を目覚めさせる

足裏がりがり

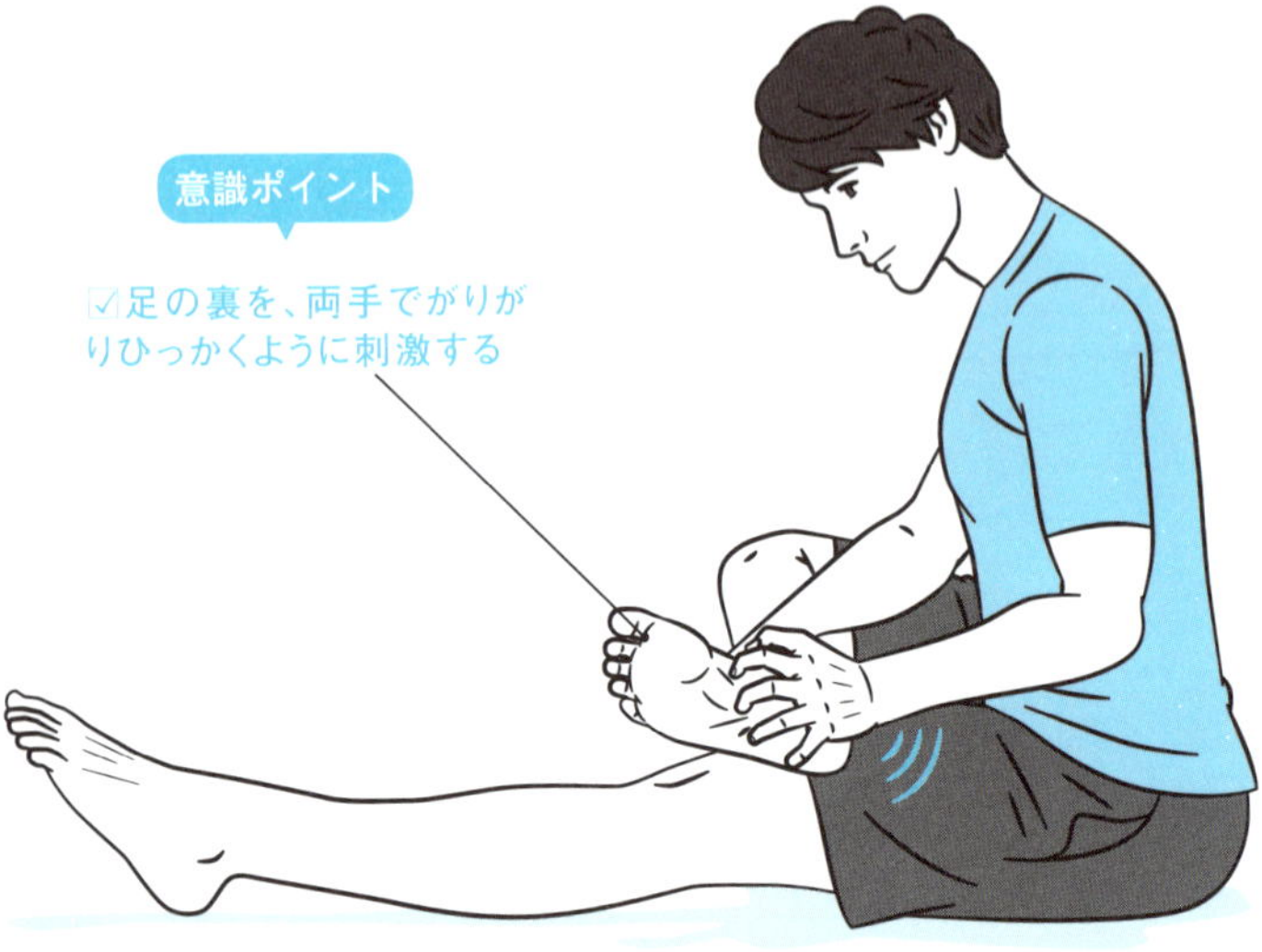
意識ポイント
☑足の裏を、両手でがりがりひっかくように刺激する

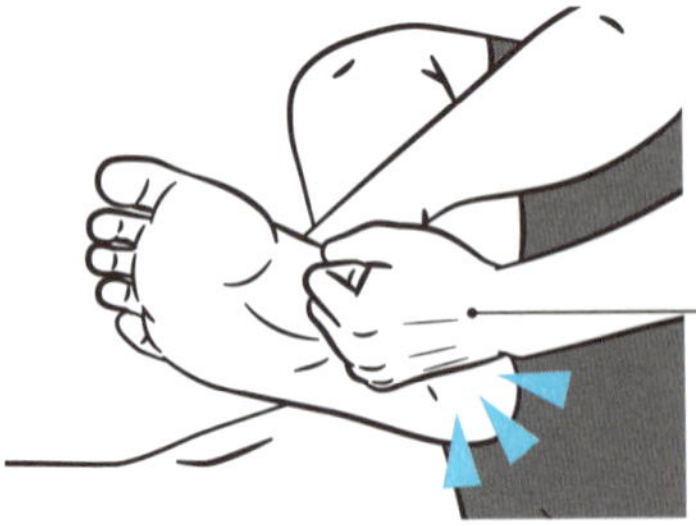
☑足の裏を、手のグーでバンバンたたく

！ここをおさえて

片方の脚の上にもう片方の脚をのせ、足の裏を見て、両手の指先や、こぶしで刺激する。全身の各部につながる反射区やツボを刺激でき、血流改善の効果も。

足の指1本1本に力がつく

足指歩き

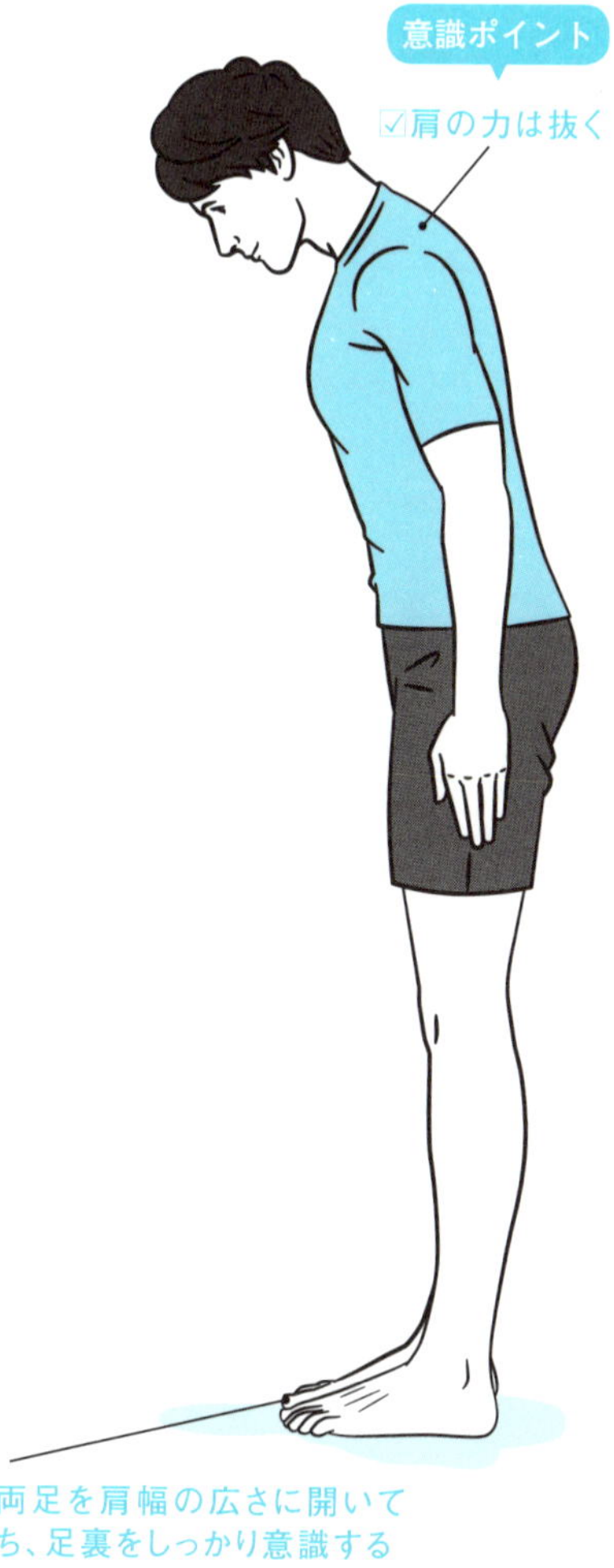
意識ポイント
☑肩の力は抜く
☑両足を肩幅の広さに開いて
立ち、足裏をしっかり意識する

指先を使って、ちょこちょこ前に進む。

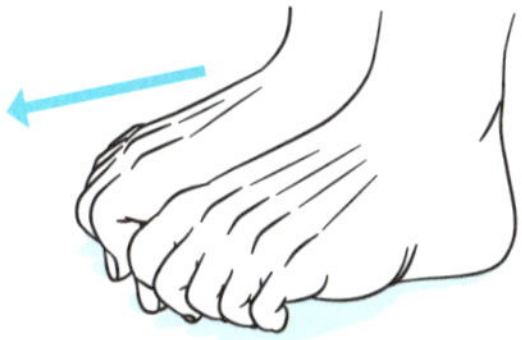

!ここをおさえて

すべての足指を使って前に進もうとするのがポイント。足の指をしっかり使えるようになり、足の指1本1本につながる広範囲な脳が活性化する。立つときや歩くときに指先が浮いてしまう浮き指や、転倒の予防にも。

膝の裏を伸ばし、血流改善にも

片脚上げ

1

洗面台などの台に片脚をのせる

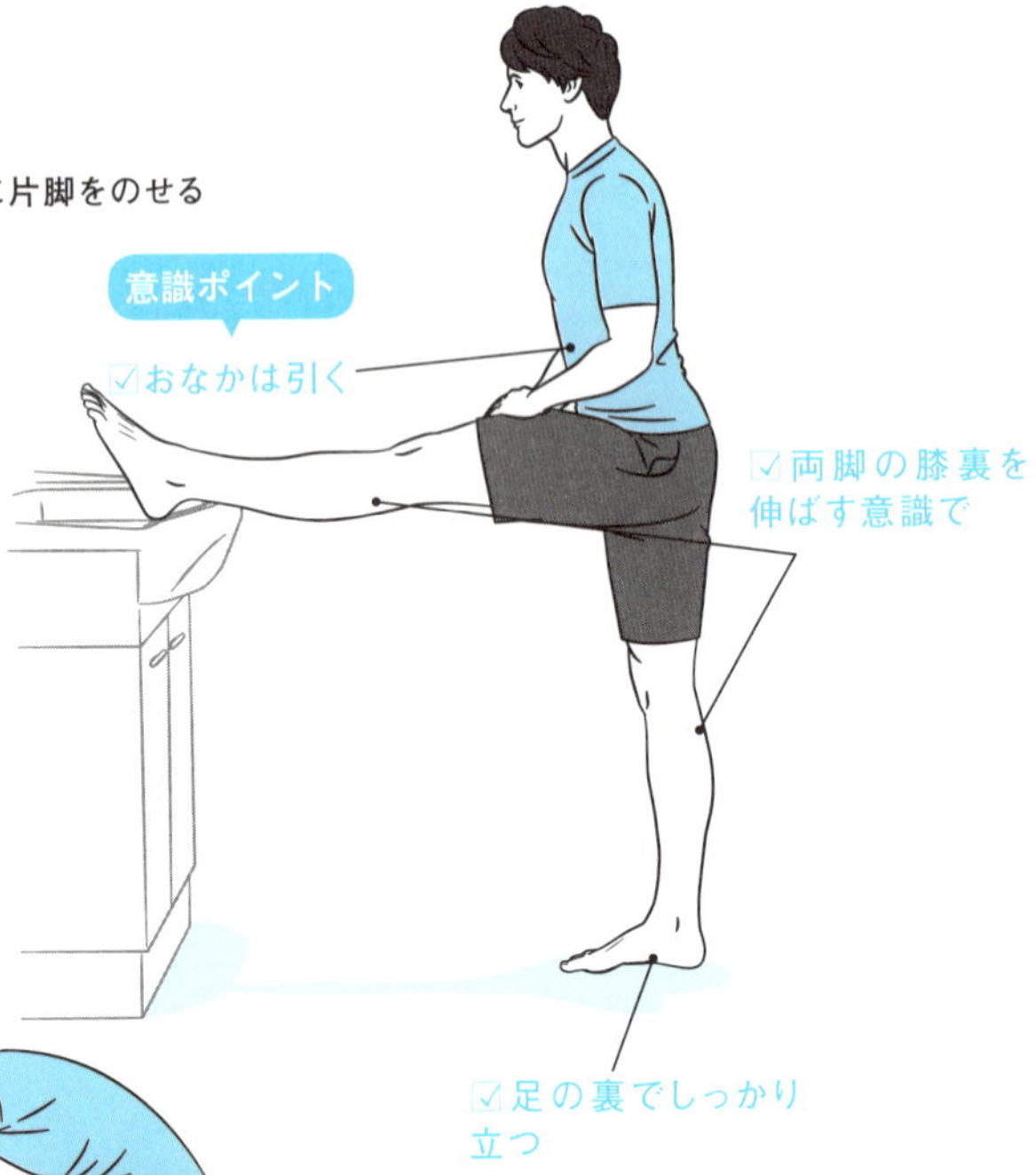

意識ポイント
☑おなかは引く
☑両脚の膝裏を伸ばす意識で
☑足の裏でしっかり立つ

2

上半身をゆっくり倒していく

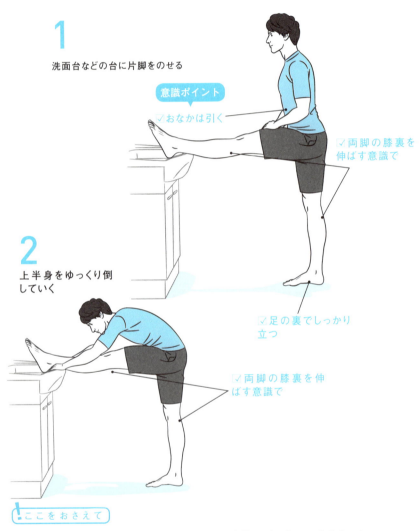

☑両脚の膝裏を伸ばす意識で

ここをおさえて

膝の裏がよく伸びるようになり、バランスを取る力がアップする。血流改善やむくみの解消などにも。のせるのが怖ければ、低い台から挑戦してみよう。膝を伸ばして後ろに片脚を上げる動作でもOK。

きくち語録

「お尻とおなかは兄弟」。お尻を寄せると、おなかが引きやすくなり、逆もまたしかりです。

医師コラム

「転倒」労災が増加中。50代以上の女性は要注意

職場で発生する労働災害、しかも、4日以上休まなければならないレベルの死傷災害と聞くと、「工場での巻き込まれ事故」などを思い浮かべる人が多いかもしれない。だが、ここ数年の労災で最も多い事故が、実は「転倒」。転んだぐらいで大げさな、と思うなかれ。転倒災害の約6割は、4日どころか、1カ月以上も仕事を休まなければならないほどの労災なのだ。労災が増加している背景には、働き手が高齢化している影響もあるという。

「床が滑りやすいなどの職場環境を考える必要もありますが、日ごろの運動不足や年齢とともに視力や握力が低下したり、バランスを保持する能力など、身体機能が衰えたりするため、転倒増加を招いている恐れがあります」。高齢者の身体活動に詳しい、慶應義塾大学スポーツ医学研究センター・大学院健康マネジメント研究科の小熊祐子准教授はこう話す。

2018年の全産業における転倒件数は3万1833件。すべての労災件数、12万7329件の4分の1を占める。厚生労働省と労働災害防止団体は転倒防止キャン

ペーンを展開し、対策に取り組んでいるものの、増加傾向は止まらず、全産業で前年比10％以上の増加となった。3万件超の内訳を年代・男女別に見ると、40代までは女性よりも男性の件数が多いが、50代以上からは女性に骨粗鬆症《こつそしょうしょう》が増えるためか、女性の件数が男性を大きく上回る傾向にある（下グラフ参照）。

職場に限らず、駅の階段や、自宅で思うように脚が動かず、転倒・骨折してしまったという話も少なくない。転倒につながる運動器症候群・ロコモティブシンドロームを知り、今から転びにくい体づくりを目指したい。

（文・新村直子）

転倒災害被災者の性別・年代動向

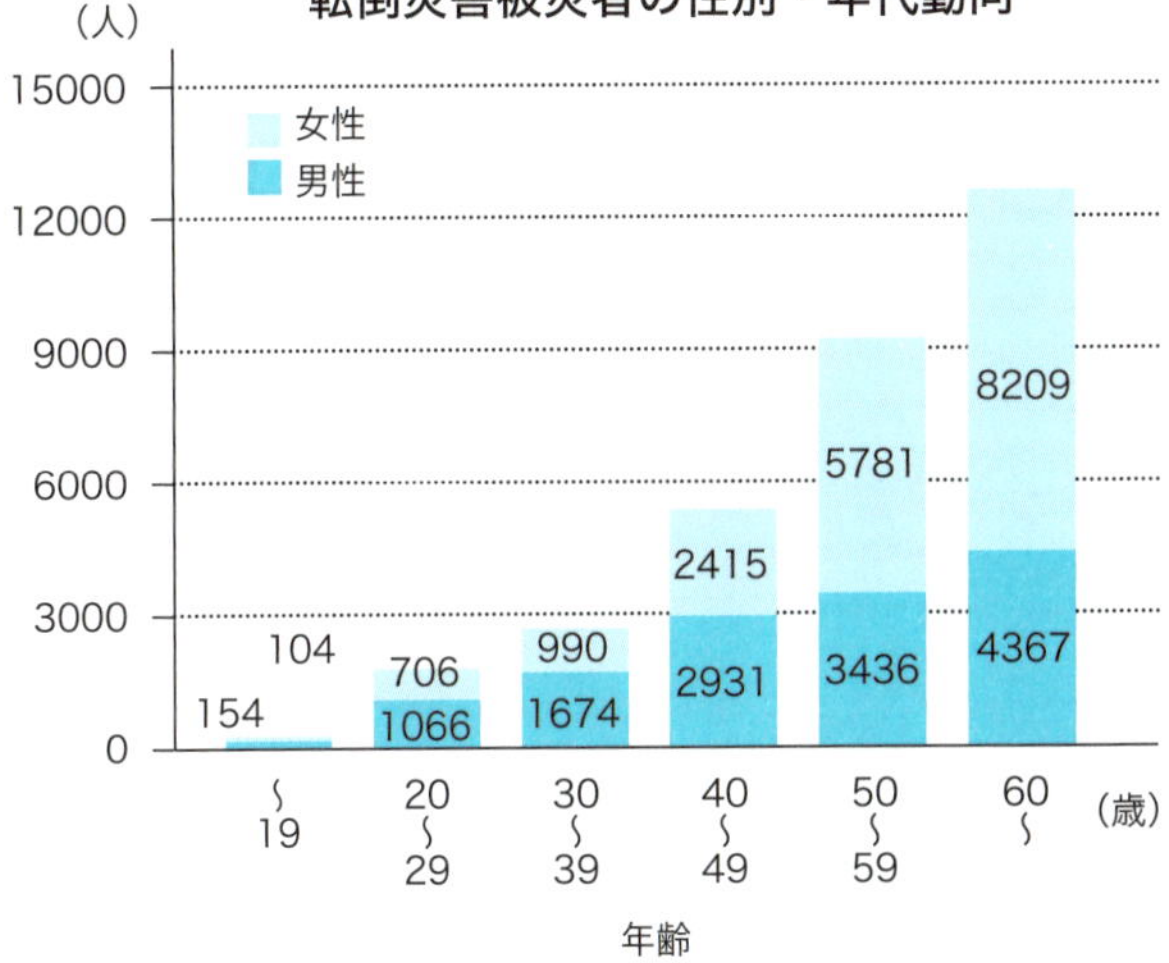

（出典：厚生労働省　平成30年労働災害発生状況の分析等）

Chapter 2

Part 3 更年期の不調

意欲が出ない…
もしかして更年期？

CHECK LIST

最近、こんな経験ありませんか？

- [ ] 意欲が出ない
- [ ] 関節や筋肉が痛む
- [ ] 疲れやすくなった
- [ ] 神経質になった
- [ ] 不安感がある
- [ ] 性欲が低下した

チェックリスト監修：アンチエイジング専門医療施設 満尾クリニック院長 満尾 正さん

3個以上✓が付いた人は、次のページへ！

カラダの悩み

男性にも、更年期ってあるのですか？

「最近、どうも意欲が出ない」「疲れやすくなった気がする」…。扉のリストで3個以上チェックが付いた男性は、男性ホルモン、テストステロンが減ってきている可能性がある。テストステロンが減る、いわゆる男性更年期のことをLOH症候群（加齢性腺機能低下症）と呼ぶ。

テストステロンは、実はすべての人の健康・長寿に関わる重要なホルモン。意欲や性欲の保持、認知機能の活性化をはじめ、筋力や姿勢を保ち、骨密度の維持にも貢献する。まさに、心身の健康を維持していくのに欠かせないホルモンだ。

そのため、テストステロンが減少すると、やる気が失われ、何事にもおっくうになったり、体も疲れやすくなったりする。テストステロンが減る理由は加齢のほかに、ストレスの影響も大きい。健康な男性81人を対象にした帝京大学の調査によると、20代から60代までの男性のなかで、仕事の責任が重くなる40～50代のテストステロンが最も低かったという報告もある（下グラフ参照）。

LOH症候群の認知度がまだ高くないためか、意欲の減退を感じた人が心療内科を受診して、軽いうつ病と診断されてしまう例もあるという。

「しかし、日本では、男性ホルモンの指標として、遊離テストステロンの血中濃度が8・5pg／mℓ未満という、明確なLOH症候群の診断基準があります。また、AMSスコアという心身の状態をチェックする17項目の質問票があるので、更年期症状が気になる人はメンズヘルス外来などを受診してみてください」。

現役世代の40～50代のテストステロンが最も低い

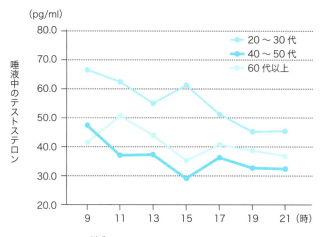

（出典：Yasuda,et al., The Journal of Men's Health & Gender 2007;4(2):149-155）

ホルモン、アンチエイジング治療に詳しい満尾クリニックの満尾正院長はそう話す。テストステロンが減ると意欲の減退のみならず、内臓脂肪型肥満・メタボにもなりやすくなる。「競争心やリーダーシップにも関わっているため、管理職など現役世代にとっては、仕事のパフォーマンスへの影響もあるでしょう」と満尾院長。

女性にとってもテストステロンは重要

テストステロンは、実は女性にとっても重要なもの。前述の通り、骨や筋肉を維持する働きや、前向きな意欲、社会性への影響も大きいため、仕事をしている女性にとっては、積極的に維持しておきたいホルモンといえるだろう。「閉経後、女性はエストロゲンが枯渇してしまう関係で、相対的にテストステロンの影響が強まるため、男性以上にアクティブになっていく人も多い」と満尾院長。

もう一つ、中高年世代に重要なホルモンがＤＨＥＡだ。「心血管疾患、がん、糖尿病、認知症などの疾病予防の働きがあり、テストステロンやエストロゲンの材料にもなるので、中高年世代はこれを維持することがとても重要」（満尾院長）だという。ＤＨＥＡも、加齢に伴って、男女共に減少傾向になるが、健康・長寿の人は下がらない人が多いという。

テストステロンやＤＨＥＡを増やすためには、副腎の負担になるストレスや睡眠不足は大敵。満尾院長のお勧めは、ずばり運動。「ただ、ウエイトリフティングのように激しい運動は、ストレスホルモンのコルチゾールを分泌してしまうので、やり過ぎに注意が必要。ゆったりした運動を毎日、行うのがいい」と言う。

スタッフや講師全員が、更年期の不調知らずという「きくち体操」ではどんな対策をしているのか、菊池和子さんに教わっていこう。

健康・長寿ホルモン、テストステロンは全身で働く

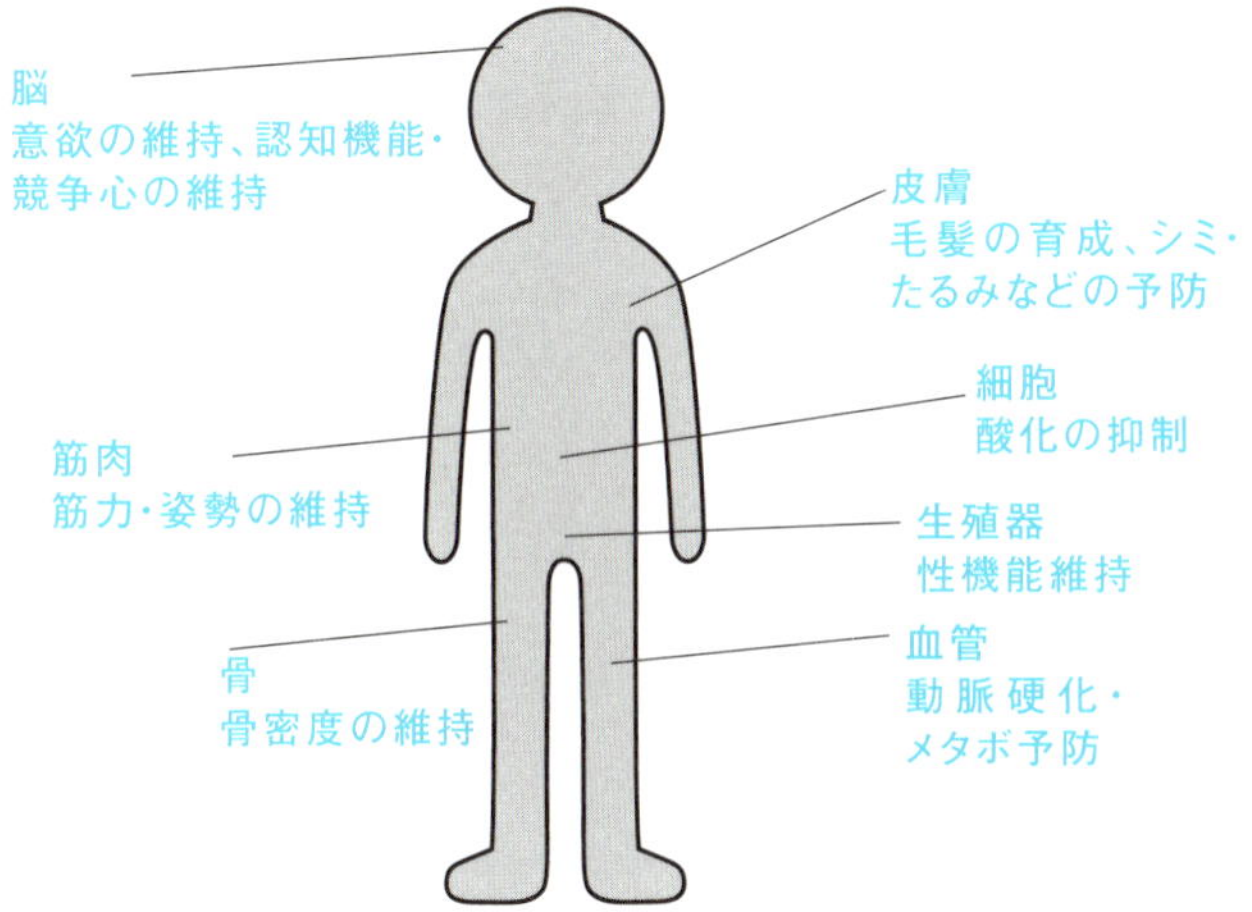
脳
意欲の維持、認知機能・競争心の維持
皮膚
毛髪の育成、シミ・たるみなどの予防
細胞
酸化の抑制
筋肉
筋力・姿勢の維持
生殖器
性機能維持
骨
骨密度の維持
血管
動脈硬化・メタボ予防

出典：『「若返りホルモン」をぐんぐん増やす16の習慣』（満尾正著、CCCメディアハウス刊）

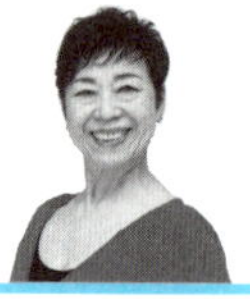

きくち体操は
こう考える

全身を動かし、背骨をしなやかに
⇓
血流が改善し、自律神経が整う

中高年世代の生徒さんが多いので、更年期障害がひどくて…という理由で教室に入られる方もあります。女性の場合、更年期はだいたい45歳〜55歳ぐらいで、閉経を迎える時期に当たります。体の大きな転換期であるだけでなく、子育てが終わったり、家庭や職場での環境が変わっていったりする時期に重なる方も多いためか、さまざまな不調が出るのも当たり前なのかもしれません。

なかには、寝込んでしまうとか、薬が必要なぐらい、更年期の症状が重いという方もいらっしゃるようですが、私を含めて、きくち体操の講師・スタッフ陣には、更年期でつらい思いをした人はいません。生徒さんたちも同様で、自律神経失調症などの症状がひどく、寝た切りになるほどの人でも、「体操を始めてからは、症状が緩和されて、無事に乗り切ることができました」と言う方が多くいらっしゃいます。

女性も男性も、更年期にはホルモンが減っていく影響で、自律神経のトラブルを抱える方が増えてきます。うつっぽくなってやる気が出なくなったり、無表情になり心を閉ざしてしまったり…。

心の不調を抱えていらっしゃる方の体に触れると、全身の筋肉ががちがちに硬くなっています。筋肉が冷えて硬くなっていると、何より脳に血液が行かなくなり、血液やリンパを流すポンプ機能もうまく働かず、必要な場所に十分な血液や栄養を送ることや、老廃物の排出もしっかりできません。

自分の体から気を離さない

心と体は一体ですから、心の不調が、そんなふうに体の不調も呼び込んでしまうのです。逆にいえば、体に思いをかけてゆっくり丁寧に動かすことで、心の不調も変えていけるということ。私はよくそんな不調を抱えた生徒さんに、「自分の体から気を離さないで。気持ちに〝力〟をつけて。更年期は男女問わず誰でも通る道ですよ」とお伝えしています。

そうして、少しずつでも、自分の体を自分で良くしていくことができると実感できたら、一つの壁を抜けたようなもの。心も自然に前向きになって、教室での授業への集中力や、仕事への意欲なども高まります。すべて気持ちの持ち方次第なのです。

もう一つ、乱れた自律神経を整えるためには、背骨のゆがみを整えて、姿勢を正すこともとても重要です。自律神経は、脳から直接、脊髄《せきずい》を通って、胸椎、腰椎から出るため、姿勢が悪いとその伝達がうまくいきません。内臓を守って、正しい位置にキープしたり、新鮮な血液をつくって全身の細胞を活性化させたりするのも、実は背骨を通る自律神経が果たしている大切な役割。背骨を柔軟に動かせるようにしてゆがみを整え、背中の筋肉をしなやかに保つことで、こうした体の働きも良くなり、自律神経も整いやすくなります。

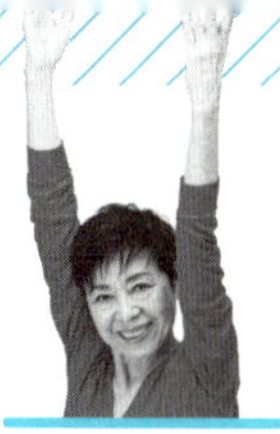

動いてみましょう

にゃんこの動きで背骨を柔軟に よつんばいで背中を上げ、反らす

ここからは早速、全身の血流が改善し、背骨を支える筋肉をしなやかにするための動きを紹介します。

まずは、82ページの「にゃんこの動き」。腕だけでなく、胸、おなか、背中、腰と上半身をすべて使うため、血流改善に効果的な動きです。真っすぐに上半身を下ろす以外に、右や左に体を傾けてみることで、自分の体のバランスが崩れていないか、脳で体の隅々まで感じ取りながら、チェックしていきます。左右でやりづらいと思ったほうが弱っていますので、そちら側をさらに意識しながら行っていきましょう。にゃんこと一緒に行いやすいのが、背骨を意識しながら、よつんばいで背中を引き上げたり、反らしたりする動き（83ページ）。背中を引き上げ、反らす動きをした上で、にゃんこをまた行ってみると、背骨の感覚が違うことを感じ取れると思います。

柔軟な背骨をつくる

にゃんこの動き

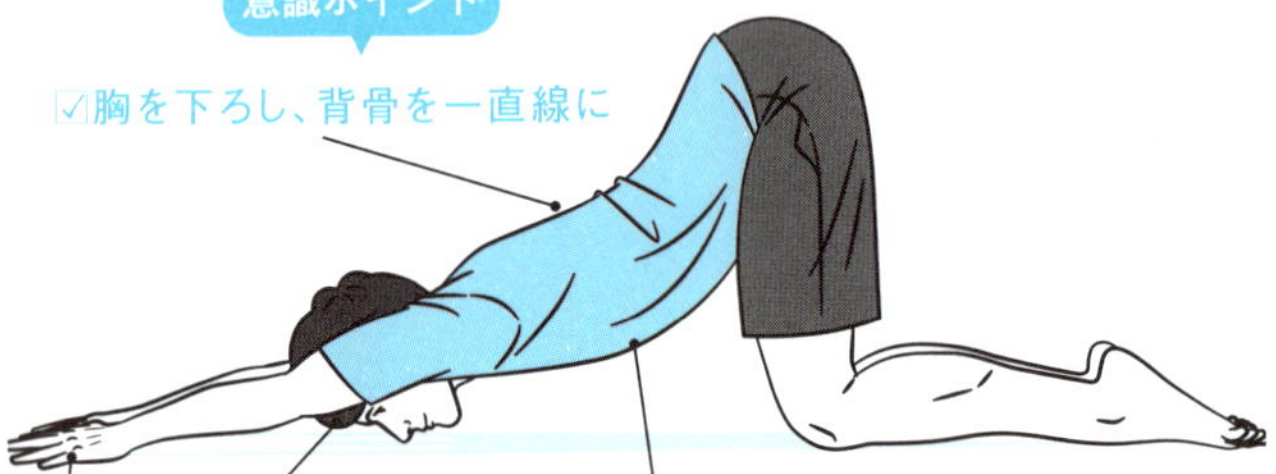
意識ポイント
☑胸を下ろし、背骨を一直線に
☑脇の下を広げる
☑おなかはぐっと引く
☑手の指はパーで開く

ここをおさえて

指の先から肘、脇の下、脇腹、股関節までのつながりを、脳で感じ取るように。右や左に全身を傾けながら、自分の弱っているところ、バランスが悪いところを良くするように動かして、力をつける。

背骨1個1個を感じ取る

よつんばいで背中を上げ、反らす

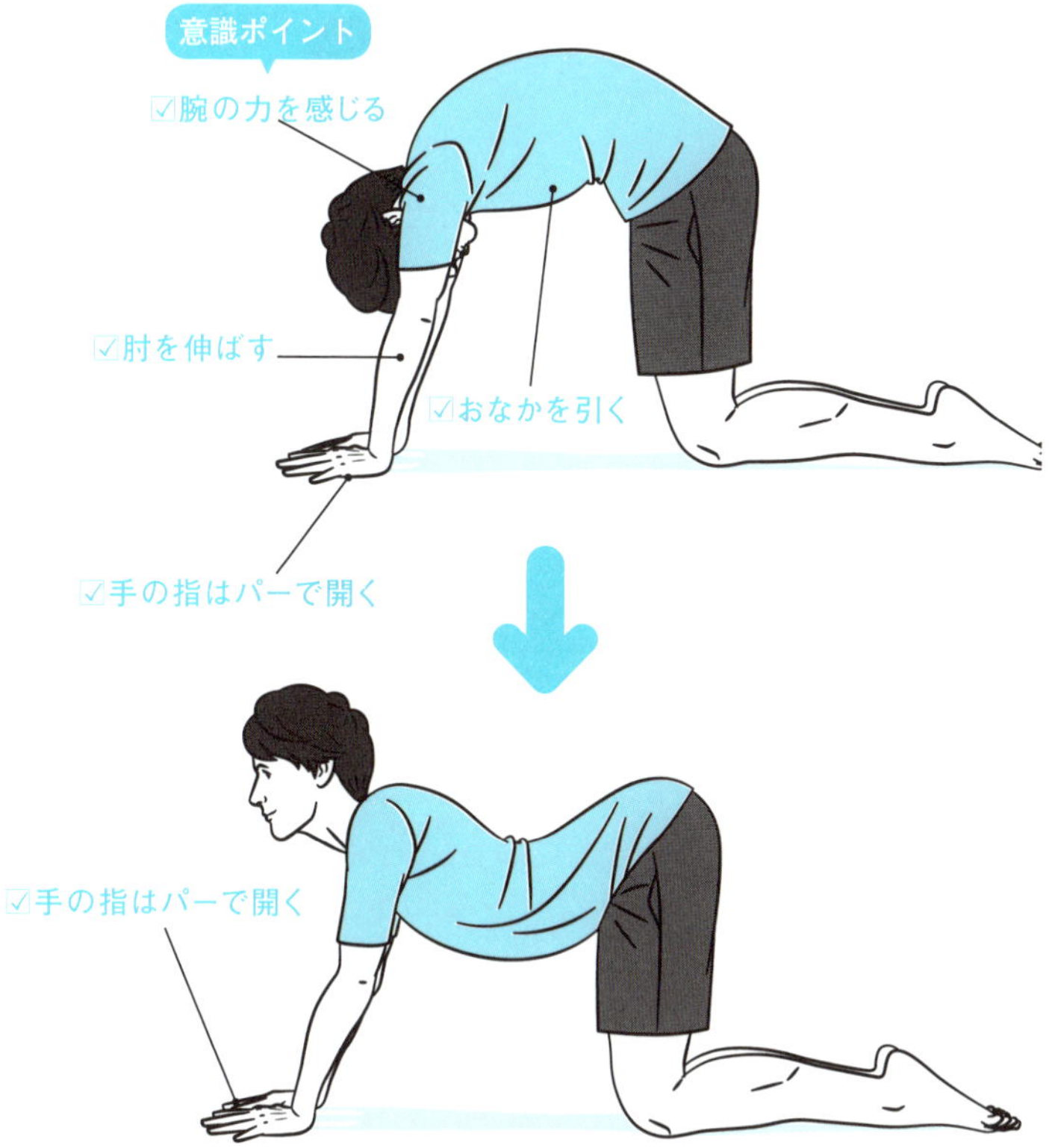

ここをおさえて

腹筋や背筋の力で背骨を持ち上げたり、顔を上げて背中を反らしたりすることを、ゆっくり丁寧に繰り返す。小さな骨1個1個が重なって背骨ができていることを感じ取りながら行う。

全身を使って、深い呼吸に

腕を大きく回す

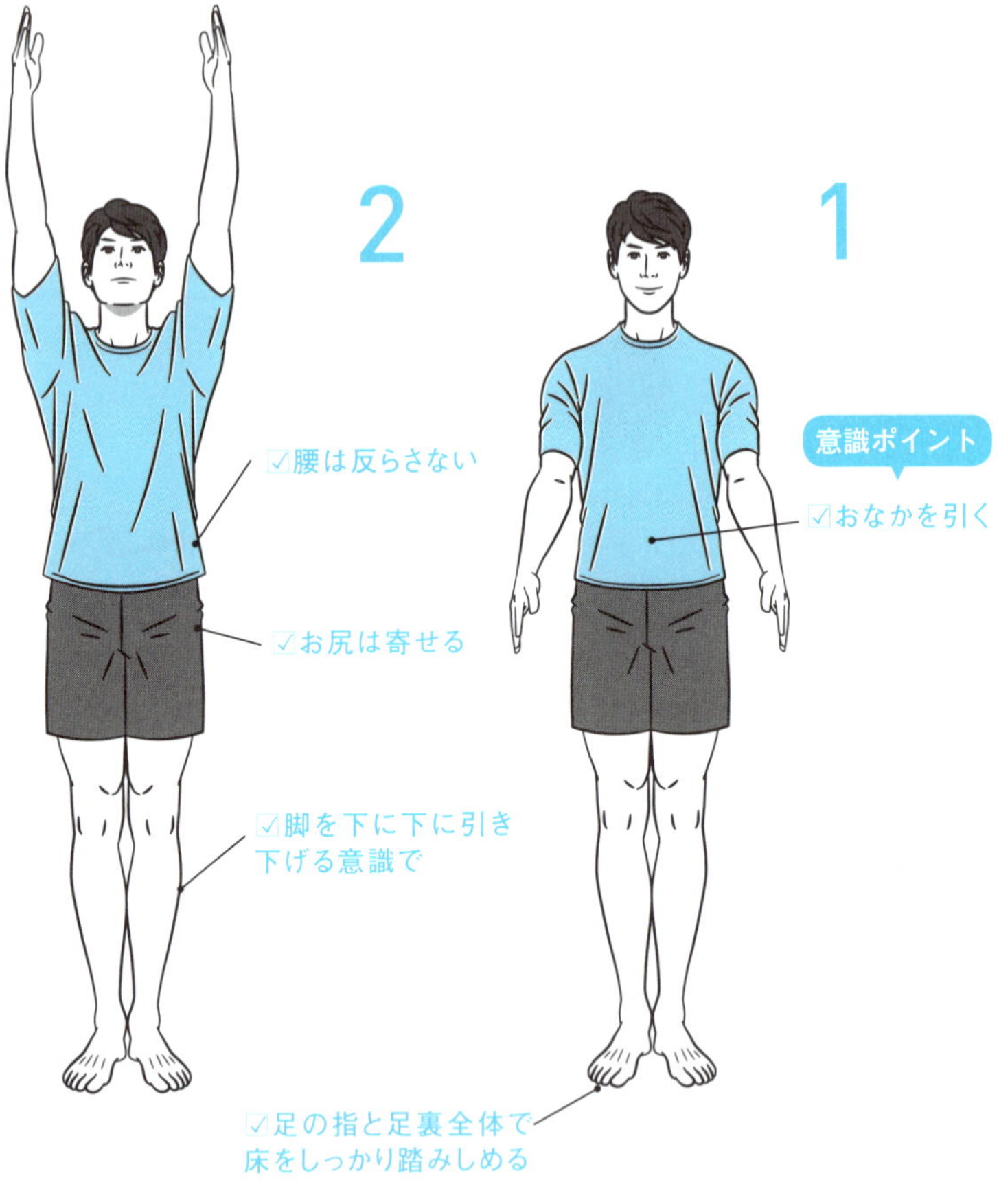

ここをおさえて

足の指、足の裏全体で立って、腕を大きく伸びやかに、ゆっくりと回す。胸が開き、自然に深い呼吸ができるように。全身を脳で感じながら動かす。腕からつながる全身の筋肉を感じ取りながら、"脳で回す"イメージで。

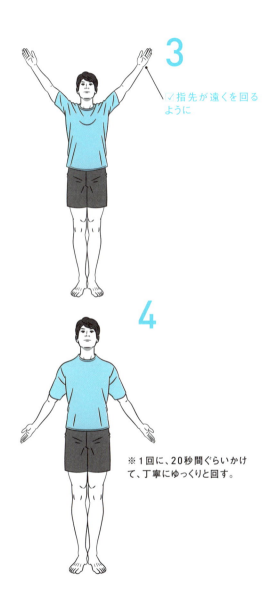

3

☑指先が遠くを回るように

4

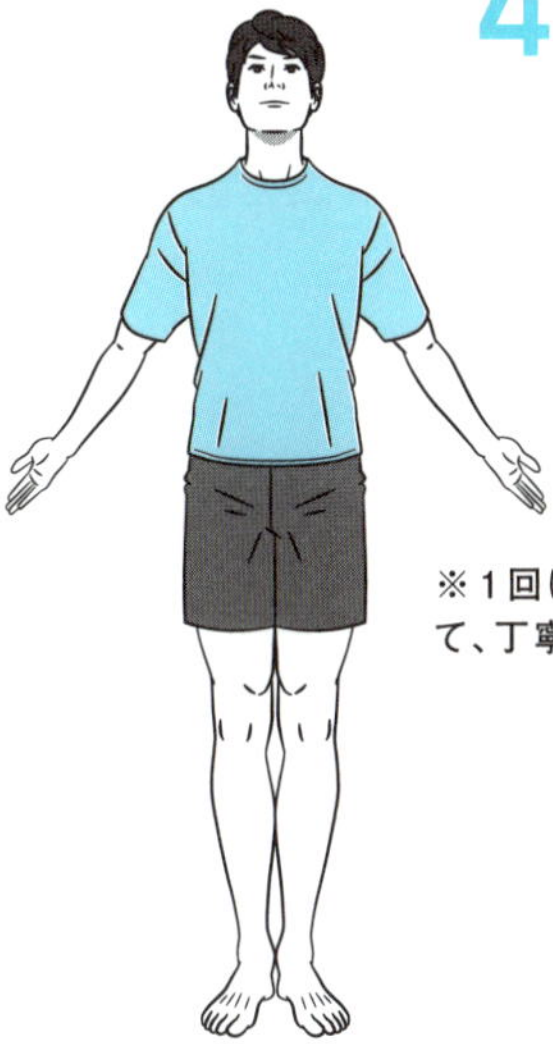

※1回に、20秒間ぐらいかけて、丁寧にゆっくりと回す。

脳がすっきりして、血行改善も

手の指のグーとパー

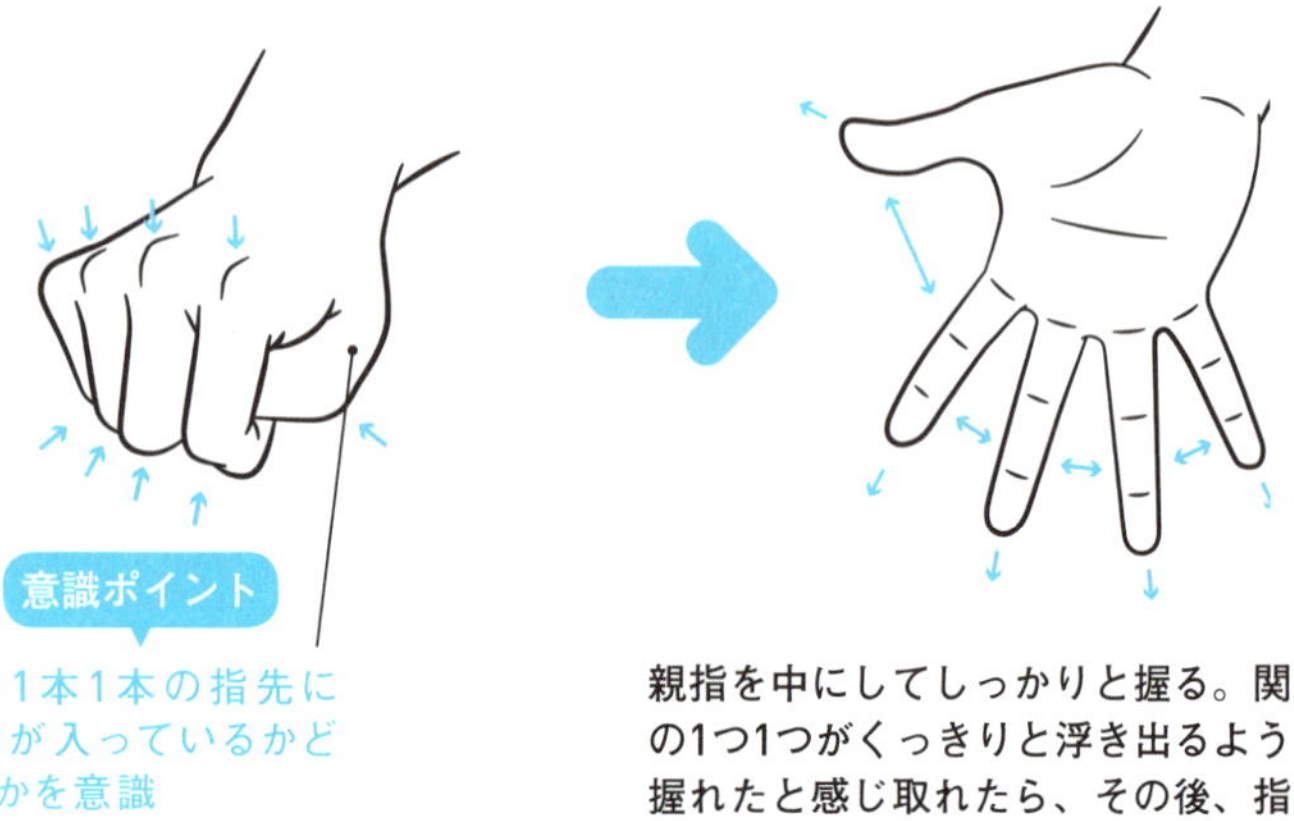
意識ポイント
☑1本1本の指先に力が入っているかどうかを意識

親指を中にしてしっかりと握る。関節の1つ1つがくっきりと浮き出るように、握れたと感じ取れたら、その後、指と指の間を思い切りパァーっと開く。

視界もはっきり

手指を1本1本動かす

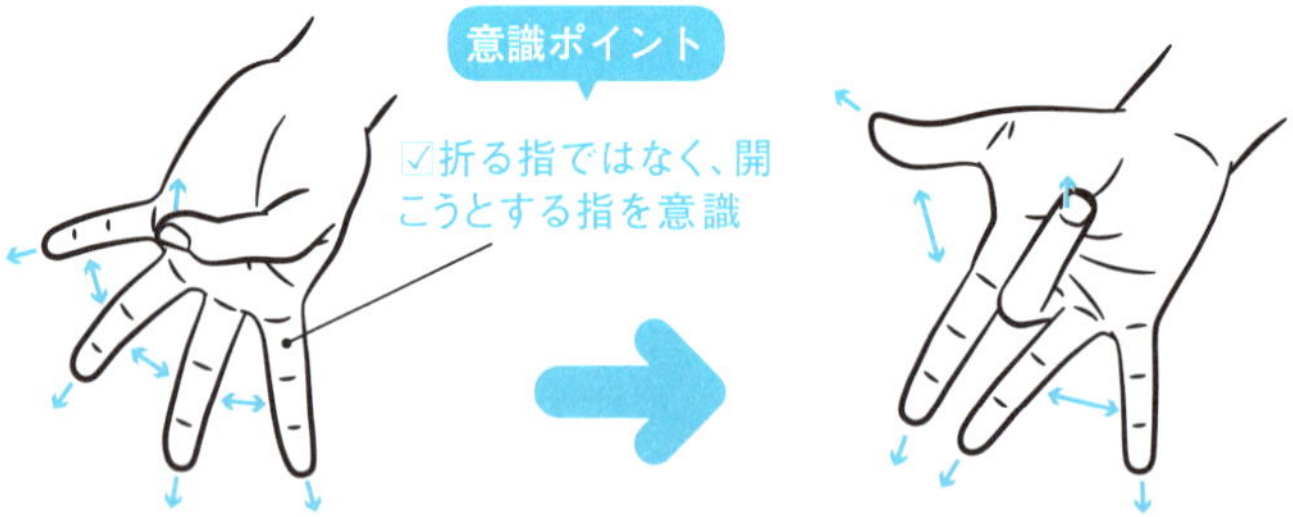
意識ポイント
☑折る指ではなく、開こうとする指を意識

親指を小指の付け根に向けて折り曲げ、ほかの指は開いて伸ばそうとする。順番に、人さし指、中指…と、親指に向けて折り曲げていく。

!ここをおさえて

手などの体の末端には血管が集中していて、手の指は脳の広範囲とつながっている。意識を向けて、思い切りグー、パーしたり、指を折るだけでも、手がぽかぽかし、血行改善を感じ取れるはず。

肩凝りや猫背予防にも

首伸ばし

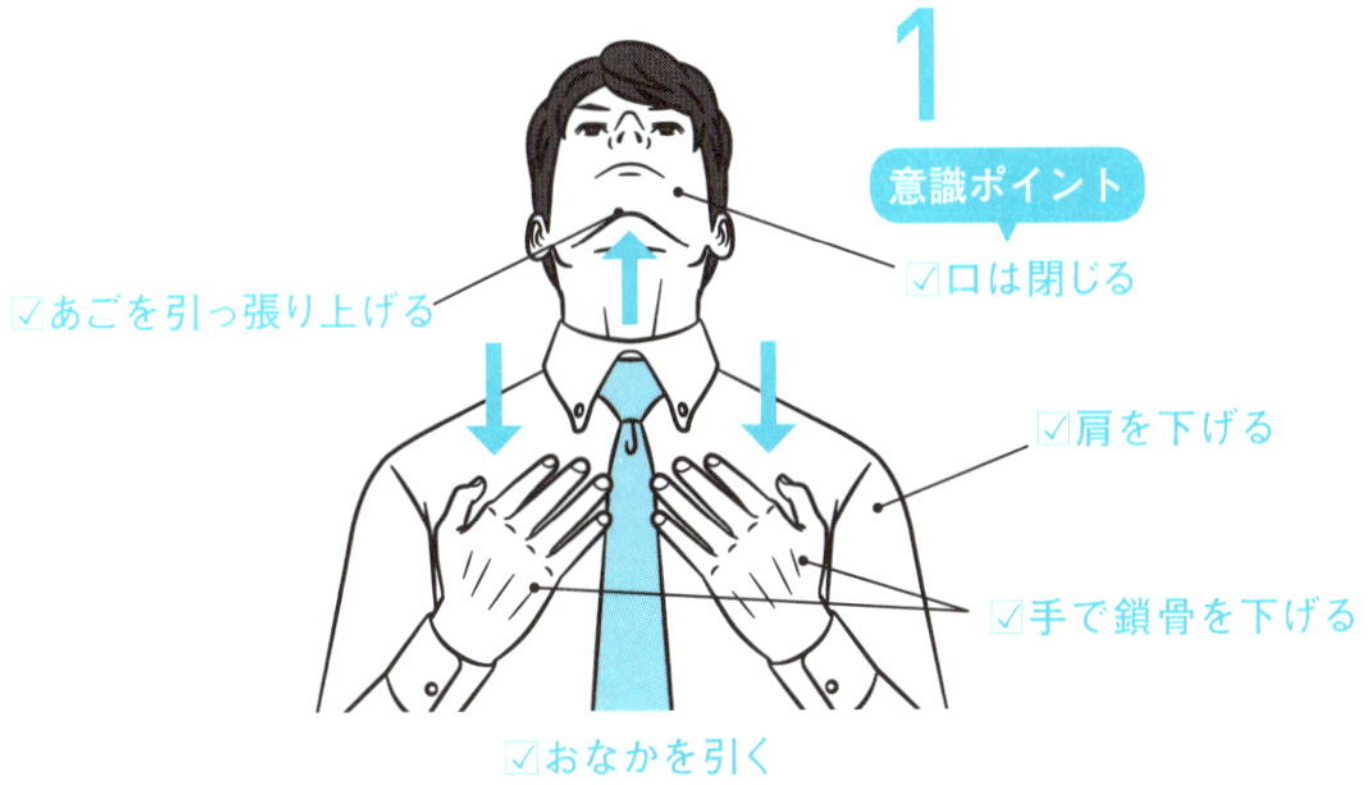

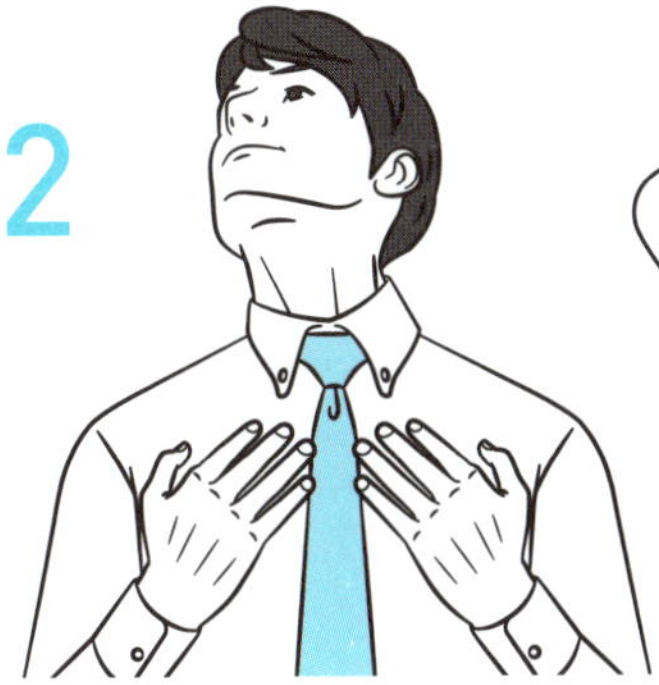

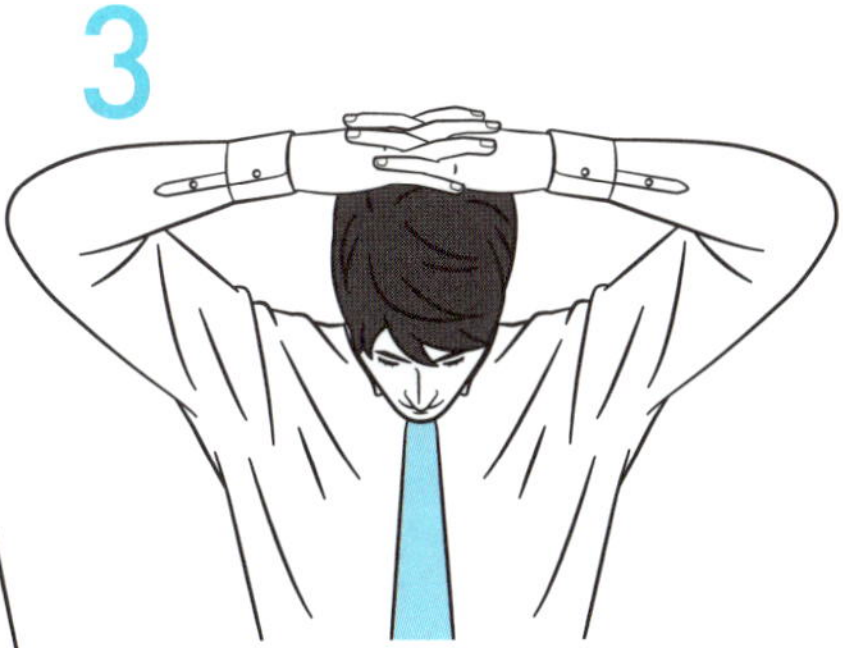

両手を胸に当て、口を閉じ、あごを引っ張り上げる。そのままあごを右斜め上、左斜め上にゆっくり動かす。両手を頭の後ろで組み、あごを下げる。頭を右や左にも動かす。

!ここをおさえて

首からつながる背中、腹筋、腰など、いろいろな筋肉を感じ取りながら行う。重たい頭を首でしっかり支えられれば、顔が前に突き出たり、猫背になったりしない。姿勢もきちんと保つことができる。

医師コラム

中高年世代が積極的に取りたい栄養は？

40代以上のミドルエイジにとって、筋肉やホルモン維持のために必要となる栄養素とは何だろうか。

筋肉のもととなるたんぱく質はもちろん大事。だが、「ロコモ防止の観点からは、筋骨格系の維持に必要なビタミンDも欠かせません。また、カルシウムと互いに影響し合って働くマグネシウムは、筋肉を収縮させたり、血管を拡張させて血圧を下げたりする働きがあるので、これも非常に重要です。不足すると、脚がつったりする原因になります」とアンチエイジング医療に詳しい満尾クリニックの満尾正院長は指摘する。

もう一つは、日本人男性に不足しがちなミネラル、亜鉛。良質のたんぱく質は男性ホルモンのテストステロンを生み出すことをサポートするが、これに亜鉛をプラスすることで、テストステロンの分泌がより促されるという。亜鉛を多く含む食品には、牡蠣《かき》や、豆腐などがあるので、これらは積極的に取りたい。

さらに、男性ホルモンや女性ホルモンを生み出すもととなる〝マザーホルモン〟、DHEAを増やしてくれる食材も見逃せない。

「ヤムイモの一種である自然薯《じねんじょ》には、DHEAが含まれていることが分かっています。自然薯に限らず、入手しやすい山芋、里芋などの芋類も、若々しさを維持したい中高年世代には、お勧めです」（満尾院長）。

Adviser

満尾クリニック院長　満尾 正さん

北海道大学医学部卒業後、杏林大学救急医学教室講師として救急救命医療に従事。ハーバード大学外科代謝栄養研究室研究員、救急振興財団東京研修所主任教授などを経て、日本で初めてのアンチエイジング専門医療施設「満尾クリニック」を開設。

Chapter 2

Part 4 肩凝り・目の疲れ

長年の肩凝りに
目の疲れ、
本当につらい…

CHECK LIST

最近、こんな経験ありませんか？

- □ パソコンの仕事時間が長い
- □ 座っているときの姿勢を気にしたことがない
- □ 眼鏡やコンタクトの度が合いづらい
- □ 冷えを感じることが多い
- □ 長時間、同じ姿勢で仕事をすることが多い
- □ 腕を上げるときに肩が痛む
- □ 運動不足だ

チェックリスト監修：整形外科医・カイロプラクター 竹谷内医院院長 竹谷内康修さん

3個以上✔が付いた人は、次のページへ！

カラダの悩み

肩凝り、目の疲れ、マッサージ以外に方法ありますか？

パソコン仕事が長時間にわたる、座っているときの姿勢を気にしたことがない――。40代以上のビジネスパーソンなら、チェックリストの項目に誰しも1つや2つはうなずいているのではないだろうか。仕事が一息ついたら必ずマッサージに駆け込むけれど、効果は一時的で、気づいたらまた元通り…。そんな経験を繰り返している人も多いのでは？

「人間の頭の重さは、5～6kgにもなります。デスクワークなどで、同じ姿勢や悪い姿勢を長時間続けてしまうことで、重い頭を支える首や肩、肩甲骨周辺の筋肉が緊張して硬くなるため、凝りや痛みが生じてしまう。これが、肩凝りの正体です」。西洋医学とカイロプラクティック、2つの視点から独自の治療を行っている整形外科医、竹谷内医院・竹谷内康修院長はこう話す。

肩凝りは、自覚症状がある病気のトップクラスでもある。平成28年の国民生活基礎調査によると、20代から50代までの女性の1位、30代以上の男性の2位が肩凝り。「女性のほうが多いのは、全身の筋肉量が男性より少なく、冷えに悩む人が多いという点で、筋肉の緊張から血行不良を招きやすいということかもしれません」と竹谷内院長。

慢性になると姿勢に影響することも

「肩凝りぐらい、誰にもあるよね」。そう思って軽視するのは危険だという。長年、肩凝りを抱えたままだと、その状態で背骨が硬くなり、悪い姿勢が定着してしまうからだ。「背骨にゆがみが出たまま、無理に良い姿勢を取ろうとしても、かえって疲れが出たり、首の痛みや、腰痛、ひいては最近増えている脊柱管狭窄症《せきちゅうかんきょうさくしょう》という、足などにしびれや痛みが出る病気を招いてしまう可能性もあります」（竹谷内院長）。

姿勢が悪く、前かがみになりがちだと、呼吸も浅くなる。すると、横隔膜の動きも悪くなり、酸素が十分体に運ばれず、余計に筋肉の緊張や血行不良が進んでしまう悪循環を生むリスクもある。

年齢を重ねると、単なる肩凝りにとどまらず、肩を上げるときなどに痛みが出る五十肩に悩む人も増える。「肩の関節が縮んで動きが悪くなり、そこを動かすときに引っ張られることで痛みが出るのが五十肩。これは姿勢のせいというよりも、主に老化が原因で起きます。40代から50代の方、その名の通り、特に50代に圧倒的に多い病気です」と竹谷内院長。なかには痛みがひどい人もいるが、多くの場合は、半年から2年ぐらいの間に自然に治まってくるのも特徴だという。

目の疲れは脳が疲れた状態

長時間のパソコン作業のみならず、スマホの使用時間が長い人は、肩だけでなく、目に疲れが出ることも多い。「目の疲れは、長時間同じものを見続けたり、頭を使い過ぎたりして、脳が疲れた状態でもあります。目にはたくさんの神経や筋肉が集まっているので、現代社会のように、常に過剰な緊張が続くような交感神経優位の生活を続けていると、当然、目にもマイナスの影響が出ます」（竹谷内院長）。

パソコンやスマホの画面が放つブルーライトも、目には不快なストレスになるという。医師らが集まり、ブルーライトの健康への影響を検討しているブルーライト研究会によると、ブルーライトは、波長が短く散乱しやすい性質を持っている。そのため、まぶしさやチラつきなどを感じ、脳がピント合わせに苦労して疲労する上、ブルーライトは他の光よりもエネルギーが強いため、目の筋肉も酷使されてしまうそうだ。
　とはいえ、現代社会でパソコン仕事を放棄したり、スマホを手放したりすることはまず難しいだろう。実際、パソコンやタブレット、スマホなど、デジタル機器との接触時間は、この10年間で1日当たり平均2時間も増えているという調査(下グラフ参照)がある。過酷な環境にさらされているビジネスパーソンにはどんな対策が必要なのか。「肩凝りや目の疲れは、実は肩や目だけの問題ではありません」と話す菊池和子さんに、早速対策を教わっていこう。

デジタル機器の利用時間が増えている

（東京地区・1日当たり・週平均/分）

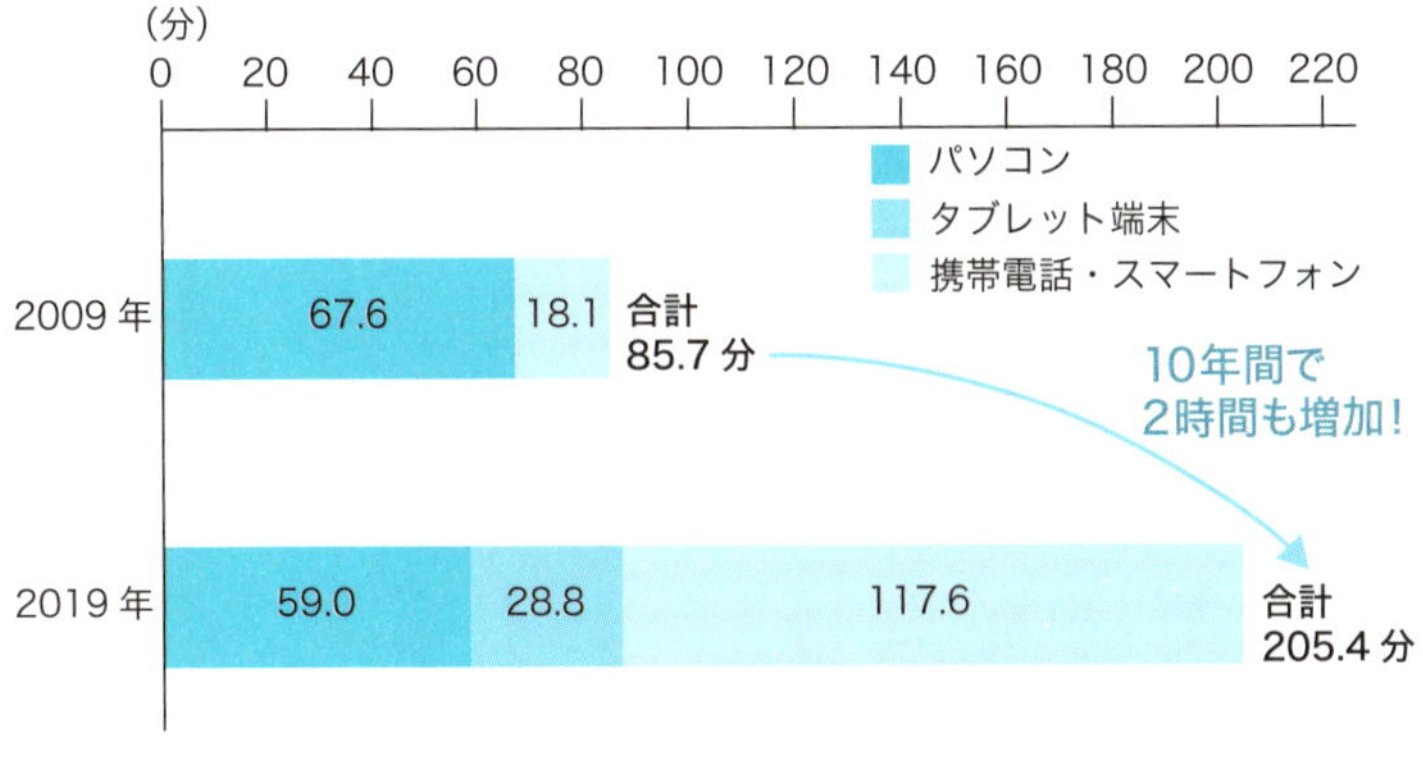

（出典：博報堂DYメディアパートナーズ メディア環境研究所「メディア定点調査2019」）

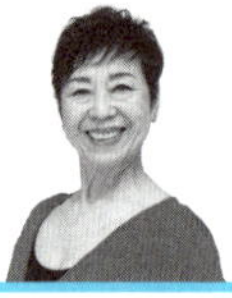

きくち体操は
こう考える

下半身に力をつけ、呼吸筋を衰えさせない⇒血液循環が改善、凝り知らず

肩凝りも腰痛と同じぐらい、悩んでいる方が多いですね。ところが、中年になれば、肩や腰に痛みが出ても当たり前ぐらいに思い、特に自分から何か対策を行うという人は少ないように感じます。パソコンの画面を凝視するとか、細かい文字を追うなど目を酷使する仕事が続けば、誰しも肩がつらくなったり、痛みが出たりすることもあるでしょう。

そんなとき、どんな対策をするかが大切。肩凝りの主な原因は、血液循環が悪くなり、血流が悪くなってしまうこと。血液は全身を巡っていますので、当然、肩だけをマッサージして済む話ではありません。血液はどこでつくられるかというと、全身の骨、骨髄です。その骨が弱ると、新しい血液をつくる力も弱まりますし、血流も悪くなります。そして、骨を生かしているのは筋肉を動かす刺激です。つまり、自分で筋肉を動かすことで全身の血流を改善することが、肩凝り解消の近道なのです。

特に、長時間同じ姿勢でデスクワークを続け、動かすのはマウスを使うたった1本の指だけ。そんな方は、腕や脚、そして手の指先や足先の末端に至るまで血流が滞ります。ですから、まずは太ももなど大きな筋肉でつくられている下半身の筋肉に力をつけ、多くの毛細血管が集まっている手足の指先の血行を良くして、血液の巡りのいい体をつくりましょう。

呼吸を司る筋肉を衰えさせない

脳や内臓に常に新鮮な血液を送るためには、呼吸が当然重要です。私たちは普段何気なく呼吸をしていますが、呼吸の仕組みをご存じでしょうか。呼吸を司《つかさど》るのはもちろん肺。ですが、肺だけでは自力で働くことはできません。その下にある横隔膜や肋骨につながる肋間筋などの呼吸筋が収縮することで、胸を取り巻く骨の胸郭が動き、肺は呼吸をすることができます。ですから、呼吸が浅くなる前かがみの姿勢を避けるのはもちろん、呼吸を助ける上半身にあるたくさんの筋肉、呼吸筋を衰えさせないことが重要なのです。

そのためにポイントとなるのが、実は、「腕や手の小指をよく動かすこと」といったら驚かれるでしょうか。二の腕は、脇の下から呼吸を司る上半身の筋肉につながっています。

そして、女性の間では〝振り袖〟といいますが、たるんで脂肪になりがちな二の腕の真っすぐ先をたどれば、小指につながります。この小指も、日常的にはなかなか意識を向けられない部分。人さし指でボタンを押すだけで動く家電製品などが広まった影響もあり、昔に比べて、家事などでも小指をしっかり動かす機会は減ってきています。二の腕が〝振り袖〟になっている人は、呼吸が浅くなったり、脳や内臓に送られるはずの酸素も運ばれにくくなったりしている可能性があると覚えておいてください。

目の疲れは口で解決

パソコン仕事で目を酷使すれば、眼精疲労も出て当たり前です。そんなときには、実は口を大きく開けるのがお勧め。顔にもたくさんの筋肉が集まっていますが、それらが刺激されて血流が促されるので、目の血流も良くなり、疲れをリフレッシュできます。肩凝りと思っていても、実はあごが凝っていて、肩にも影響が出ている方もいるようですね。過剰なかみしめなどで起こる顎関節症《がくかんせつしょう》予防のためにも、口をしっかり開けられるようにしておきたいものです。

呼吸を司るのはさまざまな筋肉

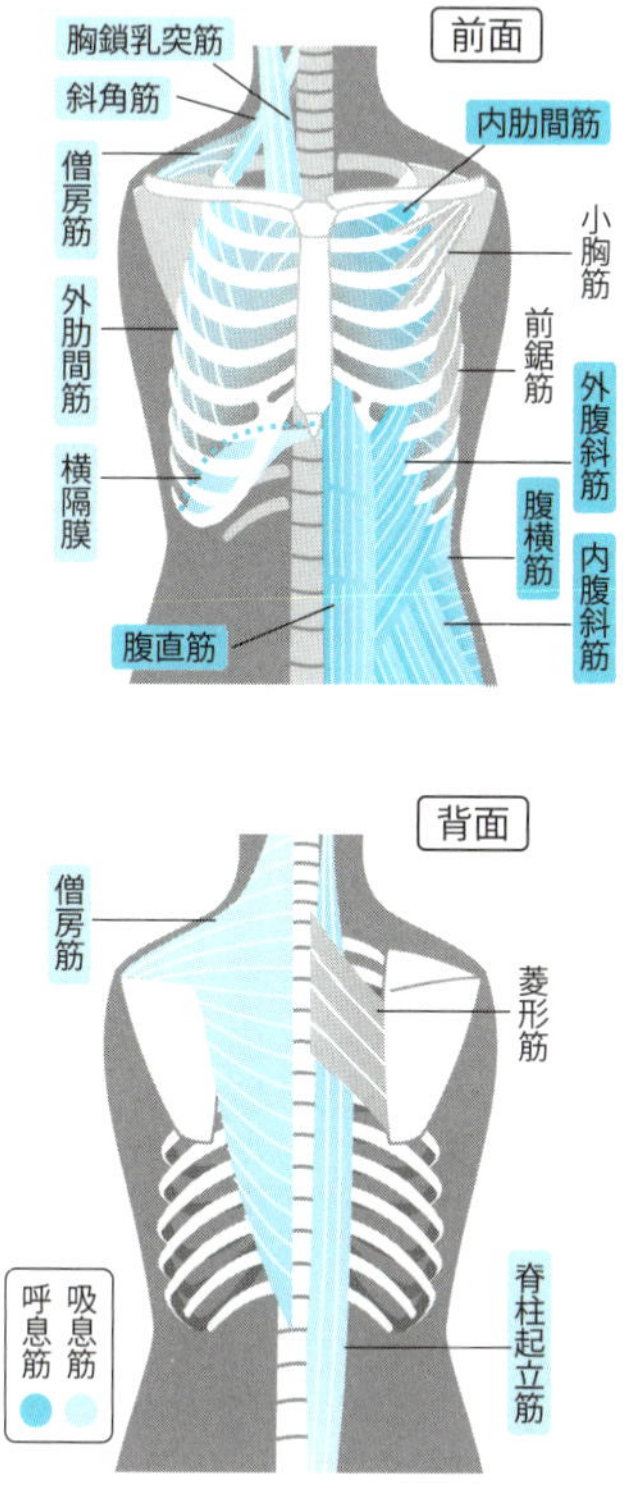

息を吸うときに使うのが吸息筋、吐くときに使うのが呼息筋。これらの呼吸筋は、姿勢が悪いことや、加齢によって、硬くなってしまう。

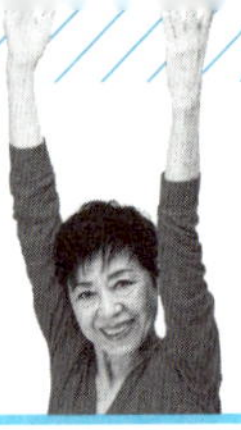

動いてみましょう

胸を開き、肩甲骨を下げ、前屈
手の指と手のひら、末端から血行改善を

まずは、全身の血流改善のために、上半身の大きな筋肉をしっかり使えるメソッドをご紹介しましょう。

１０２ページの「後ろで腕組み&前屈」です。足を肩幅に開いて立ち、肩甲骨をぐっと寄せて胸を開き、後ろでしっかりと手を組みます。これは、猫背の方や背中に脂肪がつき過ぎている方は、少しやりづらいかもしれません。しっかり体の前側、胸を開いたら、腕を組んだまま、目をしっかり開けてそのまま頭を前に下げていき前屈します。これを続けていくと胸が開くようになり、呼吸が楽になってくるだけでなく、膝の裏もしっかり伸ばせるので、姿勢も良くなりますよ。

次は、体の末端、手の指を刺激していく１０４ページの「手の指と手のひらを広げる」動きです。立って机に片方の手をついて、逆の手で甲や指を押ばしていきます。これは、私も暇さえあれば行っているほど、毎日の習慣にしている動きです。冷えを感じているときでもみるみる赤みが差してきますし、手のついでに、肘のあたりまで腕をさすり上げれば、肩が軽く感じられて、五十肩も楽になっていきます。

普段使われにくい小指を意識して使うのが、105ページの「小指合わせ」。腕を真っすぐ前に上げ、手のひらを上にして小指を合わせ、両手を内側にひねって、さらに小指を合わせます。小指、小指、小指…と小指に意識を向けながら、しっかり合わせるのがポイントです。小指、腕と一緒に、肩の筋肉も動くことを感じ取って行ってください。

もう一つ、目を使い過ぎたなというときにお勧めのメソッドが、106ページの「あごぱっくり体操」です。口を大きく開けて、指を入れるというちょっとユニークな動き。顔の筋肉が刺激されて目の血流が良くなり、はっきりとものが見えるようになります。眼球もゆっくり動かすことで、目の周辺の筋肉もリフレッシュできます。あごの筋肉の凝りにも効果があります。

ただし、無理に大きく口を開け過ぎないこと。指の数を何本も増やしたりして、あごの関節を痛めたら本末転倒です。くれぐれもやり方には注意して行ってください。

上半身、背中の筋肉を育てる

後ろで腕組み&前屈

1

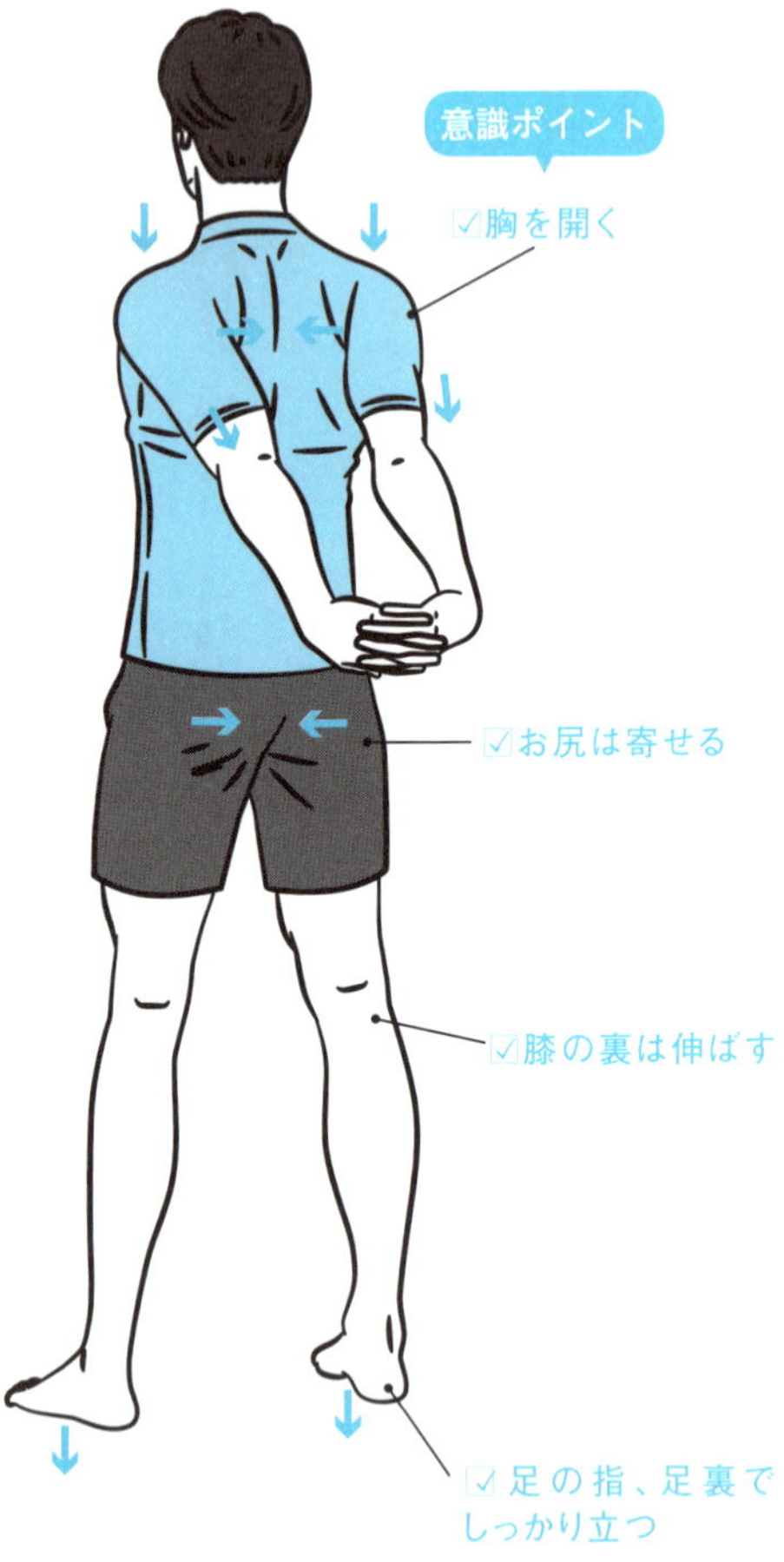
意識ポイント
☑胸を開く
☑お尻は寄せる
☑膝の裏は伸ばす
☑足の指、足裏で
しっかり立つ

!ここをおさえて

両手を後ろで組んだ後、目はしっかり開いて頭をゆっくり下ろしていく。初めは肩のあたりが、もぞもぞと、ぎこちない人も、続けるうちに背中や胸の筋肉が育ち、呼吸が楽になり、姿勢も良くなっていく。

2

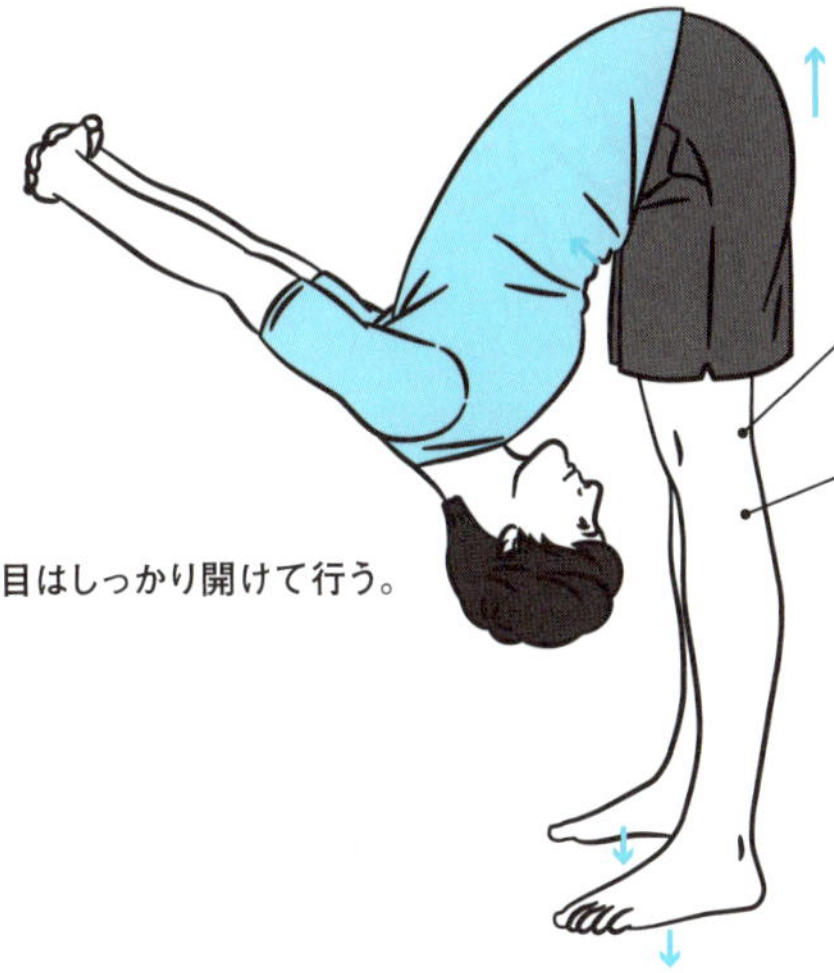

※目はしっかり開けて行う。

猫背の人は後ろで両手を組みづらい

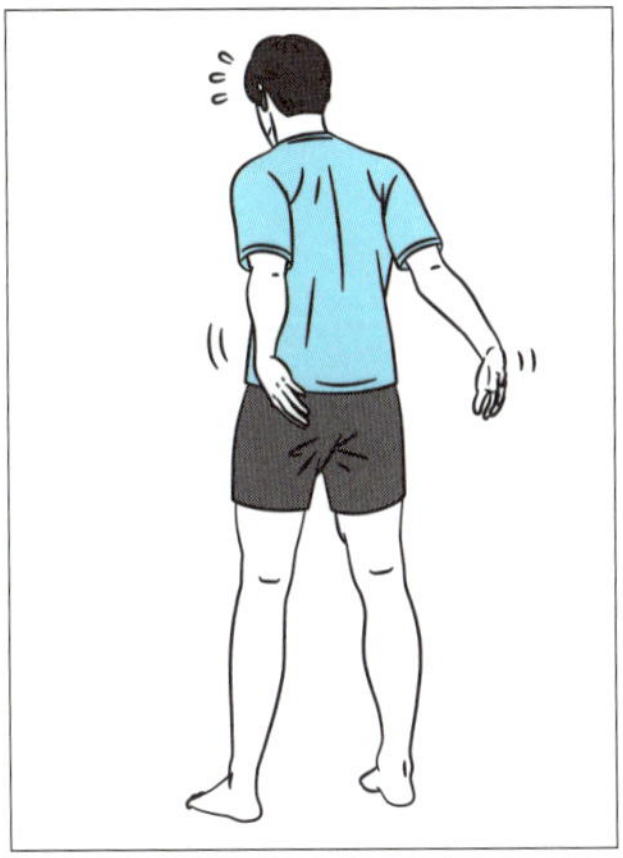

※後ろで手をつなぐのがきつい人は、タオルなどを使って行うとよい。

末端から血流を改善する

手の指と手のひらを広げる

意識ポイント
☑立って行うと力が入る
☑片方の手でもう片方の手の甲を押す

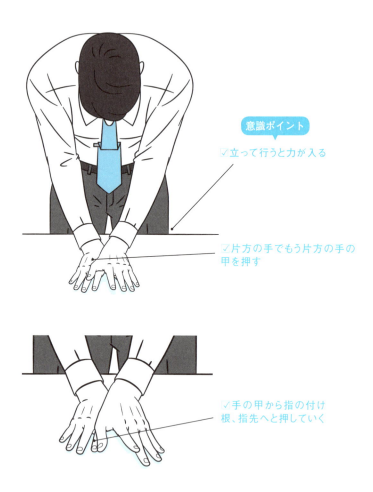

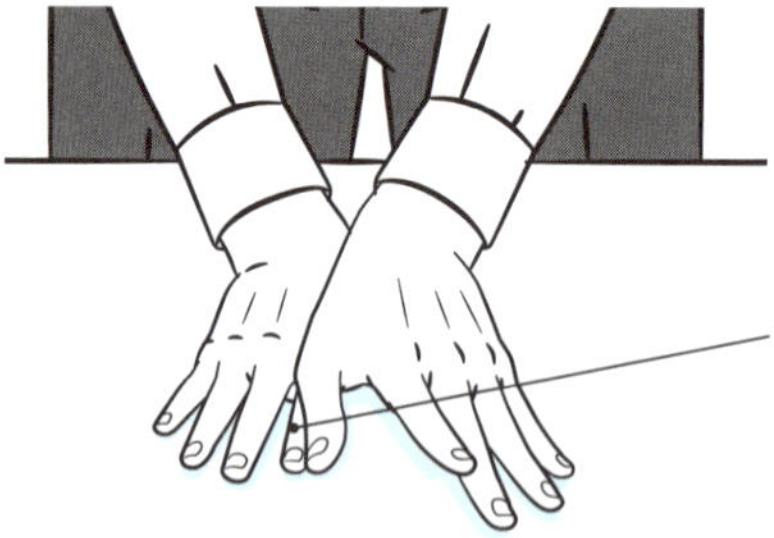
☑手の甲から指の付け根、指先へと押していく

!ここをおさえて

手は、全身のなかでも多くの毛細血管が集まっている場所。そこを丁寧に刺激していくと、全身の血液の巡りが良くなる。そのまま、手首から肘、二の腕のあたりまで握っていくと、より肩が楽に。

小指から、肩関節を軟らかく

小指合わせ

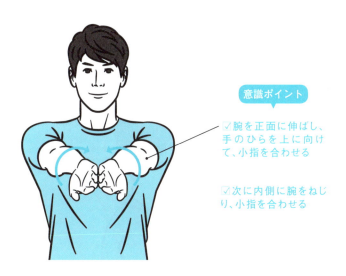

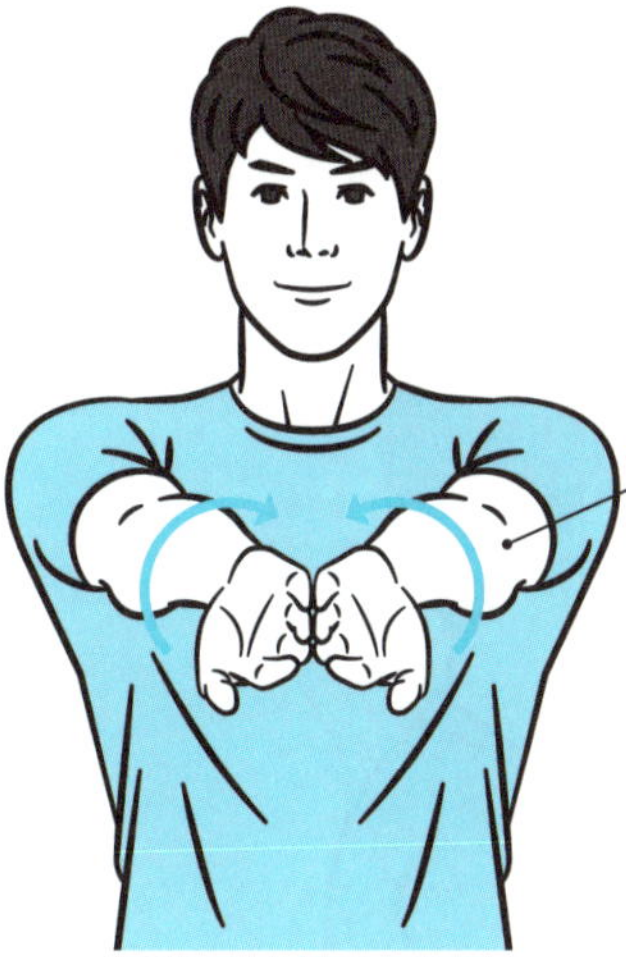
意識ポイント
☑腕を正面に伸ばし、手のひらを上に向けて、小指を合わせる
☑次に内側に腕をねじり、小指を合わせる

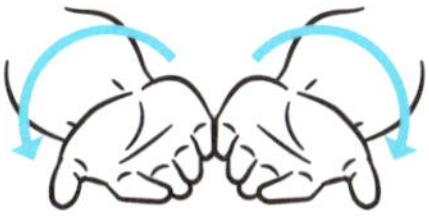

※逆側に腕を回すときは、手のひらをフラットにするのではなく、両手の親指が小指よりも下に下がるまで行う。

ここをおさえて

両手の小指を合わせることを意識しながら、腕をしっかりねじって動かす。ゆっくり丁寧に脳を使って、10回ほど行うと、肩関節の動きが滑らかになってくる。肩凝り解消だけでなく、冷え解消の効果も。

目の疲れ、脳がスッキリ、見えやすく

あごぱっくり体操

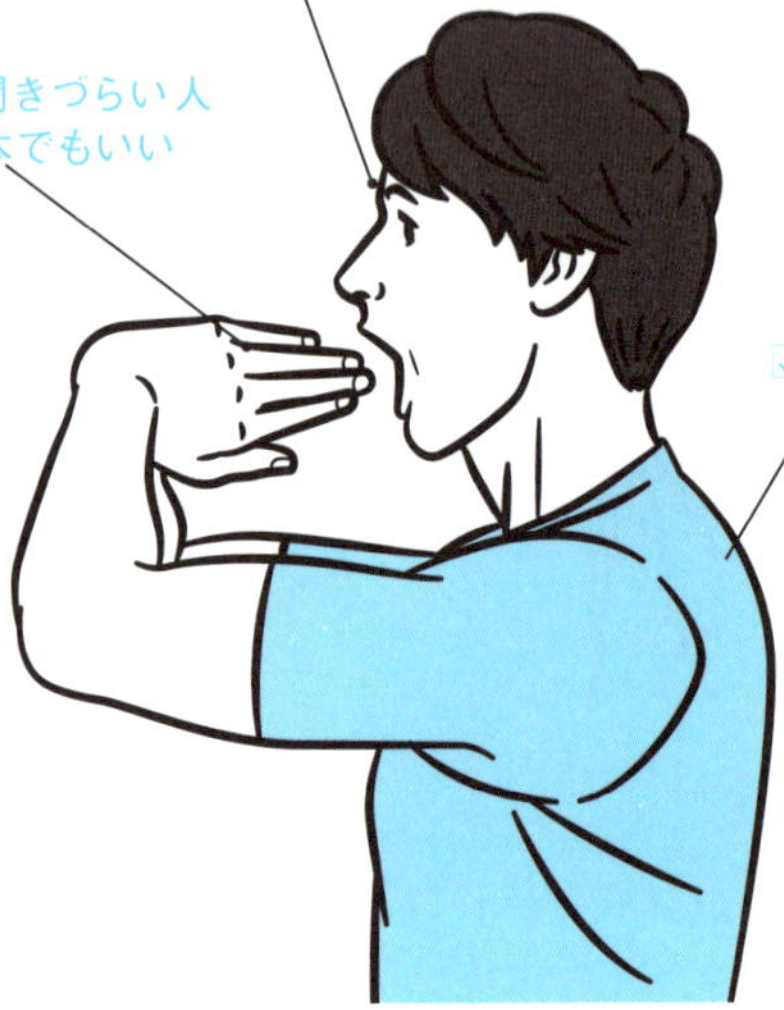
☑目は大きく開ける
☑口が開きづらい人は、指1本でもいい
意識ポイント
☑肩は下げる

！ここをおさえて

口を大きく開き、合わせた両手の指先から口の中に入れる。2本ぐらいから行ってみる。1度に10秒間×3回ぐらいまで。口を開け過ぎて、顎関節を痛めないように注意する。

自分の体のことが分かるのは、
自分だけ。医師やトレーナー、
他の誰かに任せない。

医師コラム

長時間のスマホ利用で腕や手にしびれ…それ、スマホ首かも

スマートフォンの利用時間が増え続けるなか、最近、首の不調を訴える人が増えている。「スマホ首ともいわれますが、長時間スマホをチェックしたり、パソコン作業などで悪い姿勢を続けたりしていると、腰や背中が丸まり、バランスを取るために自然と首が前方にシフトしてしまいます」と、竹谷内医院の竹谷内康修院長は指摘する。

背骨の一番上にある頸椎は本来、前に向かって緩やかなカーブを描くが、首が前に出ることにより、頸椎が真っすぐになるストレートネックになり、頭の重さが分散されにくくなるという。「すると、首への負担はさらに増して、頸椎の老化が早まり、椎骨同士をつなぐ関節に変形が生じたり、椎骨と椎骨との間にある椎間板が薄くなったりします。首の脊柱管の神経が圧迫される頸椎症になり、腕や手にしびれが出てきます」(竹谷内院長)。

圧迫される部分が、脳からつながる中枢神経の場合は「頸椎症性脊髄《せきずい》症」となり、脊髄から枝分かれした神経根の場合は「頸椎性神経根症」と呼ばれる。特に、中枢神経が圧迫

される「頸椎性脊髄症」は深刻だ。手足のしびれに始まり、症状が進むと、箸を使いにくい、ボタンがうまくはめられないといった症状や、頻尿や残尿感などの症状が出ることも。

「そんな重い病気になる前に、職場でも、あごを少し引く姿勢を心がけてください。首周りをストレッチしたり、筋肉を軟らかく保ったりするようにして、首のケアをこまめに行っていくことが大切です」と竹谷内院長はアドバイスする。

Adviser

竹谷内医院院長　竹谷内康修さん

東京慈恵会医科大学卒業後、福島県立医科大学整形外科に入局。その後、米国のナショナル健康科学大学へ留学し、カイロプラクティックを学ぶ。同大学を首席で卒業。2007年、東京駅の近くにカイロプラクティックの手技治療を行うクリニックを開業。

Chapter 2

Part 5 睡眠トラブル

寝つきが悪く、寝ても疲れが取れない…

CHECK LIST

最近、こんな経験ありませんか？

- □ 以前よりも、寝つくまでに時間がかかるようになった
- □ いったん眠りについても、朝までに何度も目が覚めることがある
- □ 朝早く目が覚めてしまい、その後は寝つけない
- □ ある程度眠ってはいるが、熟睡感がない
- □ 不眠気味で、注意力や集中力が落ちてきた気がする
- □ よく眠れないため、疲れやすい

チェックリスト監修：くどうちあき脳神経外科クリニック院長 工藤千秋さん

3個以上✔が付いた人は、次のページへ！

カラダの悩み

不眠気味だと、仕事にも影響ありますか？

チェックリストの結果はいかがだっただろうか。「睡眠不足や眠りの質が多少悪いぐらい、それほど問題があるの？」。そう思うビジネスパーソンもいるかもしれない。しかし、実は日本人は世界で最も睡眠時間が短い。経済協力開発機構（ＯＥＣＤ）の報告によると、２０１４年の発表時に7時間36分だった日本人の平均睡眠時間は、18年の発表時には7時間22分とさらに短くなり、ＯＥＣＤ参加国中、最短時間だった韓国を抜いて、現在はワースト1位となっている。

国民健康・栄養調査の推移を見ても、1日の平均睡眠時間が6時間未満の人の割合が年々増えている。平均睡眠時間が6時間未満の人は、男性で36％、女性で42％。男女共に6時間未満の割合が最も多い40歳代では、男性49％、女性52％にも上る（平成29年）。こうした影響からか、「ここ1カ月間、睡眠で休養が十分に取れていない」と回答している人の割合は2割超に達し、しかも増加傾向にある。

ストレス、心身の病気が不眠を招く

睡眠のトラブルには、大きく4つのタイプがある。寝つきが悪い「入眠障害」、寝ても途中で目が覚める「中途覚醒」、明け方早く目が覚めてしまう「早朝覚醒」、ある程度眠っても休めた感じがしない「熟眠障害」だ。こうしたトラブルが1カ月間以上続き、しかも日中に倦怠感《けんたいかん》や、意欲・集中力・食欲の低下などが起こる状態が不眠症。昼間の生活に支障がなければ、不眠症とは診断されない。

そもそも、不眠は一体どんな原因で起きるのか。主な原因を挙げてみよう。まず、ストレスや緊張は、安眠を妨げる。さらに、高血圧・心臓病・呼吸器疾患・腎臓病・前立腺肥大・糖尿病・関節リウマチ・アレルギー疾患・脳出血・脳梗塞《こうそく》といった、さまざまな体の病気が不眠を招く。睡眠時に1回10秒間以上の呼吸異常が起こる睡眠時無呼吸症候群なども、不眠の原因となる。さらに、うつ病をはじめとするメンタル疾患の多くは不眠を伴う。

病気そのものが原因になる以外に、降圧剤や甲状腺製剤、抗がん剤などの治療薬を服用する行為によって不眠が出る場合もある。このほか、普段何気なく飲んでいるコーヒーや緑茶に含まれるカフェイン、たばこに含まれるニコチンには覚醒作用があるとされ、シフト勤務や時差などによる体内リズムの乱れ、騒音・明るさ・温度など、家や寝室の環境要因なども安眠を妨げる原因になり得る。

脳へのダメージが、仕事のパフォーマンスに影響

しかし、睡眠は本来、疲れた体を休ませ、脂質代謝を促したり、免疫機能を強化するといった働きや、脳を休ませるという重要なミッションを担っている。そのため、睡眠不足や不眠が続くことで、免疫機能が下がり、肥満や高血圧、糖尿病などの生活習慣病やがんの発症リスクが上がり、うつ病などの精神疾患や認知症のリスクも上がることが分かってきた。脳へのダメージという点でいえば、仕事のパフォーマンスへの影響も当然大きい。「多くの研究により、睡眠不足が続くことで、脳の前頭前野にダメージが出やすくなるとされています。前頭前野は、仕事に必要な意思決定力、冷静な判断、協調性などを司《つかさど》るため、現役世代なら、ビジネスパフォーマンスにも直結します」。脳神経学に詳しい、くどうちあき脳神経外科クリニックの工藤千秋院長はこう指摘する。生活習慣病や仕事への影響を

考えるなら、少し不眠気味だからどうなの？と、放置していいわけではないようだ。

加齢でメラトニンの分泌も減少

また、そもそも加齢によって、睡眠を促すホルモン、メラトニンの分泌も減ってくる。「メラトニンの分泌が減り、逆にストレスは増える中高年世代こそ、起床時間を定時にし、朝食をしっかり取るなど、生活習慣を整えることが大切です。さらに、体を適度に動かす習慣を持つことで、脳に疲労を察知させられるため、体を休ませようという休息のスイッチも入りやすくなります」と工藤院長。

最近は、寝る前のスマホいじり、ＰＣチェックをやめられないというビジネスパーソンも少なくないが、これらもＮＧ。「ブルーライトの刺激がメラトニン分泌を抑制する影響以上に、交感神経の興奮につながり、寝つきを悪くします。寝る2時間前ぐらいからは、スマホやＰＣと離れて」（工藤院長）。

チェックリストに挙がったような、中高年世代に多い睡眠の悩み、体操で改善はできるのだろうか、菊池和子さんに聞いてみよう。

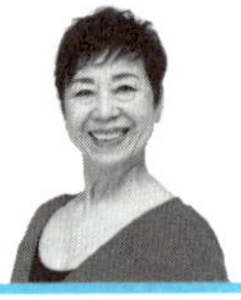

きくち体操は
こう考える

眠れる体力がある体をつくる
⇓
筋肉の不完全燃焼状態が解消し、熟眠へ

「もう中高年だから、眠りが浅くなったり、寝つきが悪くなったりするのは当たり前」。そんなふうに思っていませんか。けれど、私はまだまだ快眠を諦めてほしくはありません。

ご存じの通り、睡眠には、日中皆さんが仕事でフル活用した脳や内臓など体を休めて、筋肉をはじめとする全身の細胞を修復・再生するという重要な働きがあります。そのため、深い睡眠を得るには、実は眠るための体力も必要になります。

「眠れる体力がある体」って、一体どういうこと？と思うかもしれませんね。

炊事や洗濯などの家事、エレベーターやエスカレーターなどの移動手段を見ても、現代の生活はあまりに便利になり、日常生活で体を使う機会が減ってしまいました。つまり、体を隅々まで使い切っていない人が多いということ。現代人は、全身の筋肉を使い切れず、常に〝不完全燃焼〟のような状態ともいえるでしょう。

筋肉は適度に動かすことで交感神経が優位になり、体を休める副交感神経のリズムも整います。あまりに体を使わない不活動生活が続いていると、そのリズムが崩れ、〝じっかり眠る必要がない体〟を自分でつくってしまうのだと思います。

疲れたときほど、体を動かす

睡眠の質が悪いと、もちろん十分に休息が取れません。ですから、最近は「寝ても、疲れが残りやすい」という方も多いようですね。きくち体操では、体に疲れが残っているなと感じる日こそ、「ゆっくり丁寧に体操してみて」と伝えています。初めは「疲れているのに、体操?」と、半信半疑の生徒さんたちも、実際に自分の体に向き合って丁寧に動かしてみると、「血流が良くなって、全身がすっきりした」「むしろ、ダルさが取れて、ぐっすり眠れるようになった」と、快眠を得られるようになるのです。仕事帰りに夜のクラスに30年間通われた生徒さんは、仕事の疲れを体操でリセットしたおかげで定年まで元気に働き続けることができた、と感謝を述べられていました。

また、寝て起きたばかりの状態で頭がぼうっとしてエンジンがかかりにくい、という方もいますよね。睡眠中は、休息を取りつつも、体を何時間も動かさなかった状態でもあります。当然、血液やリンパの巡りも悪くなっています。足の指や足首、手の指など末端を動かして、体を徐々に目覚めさせていくことも大切です。

最近では、うつ病など、心の病気がきっかけで不眠になる方も多いようですが、きくち体操の教室では、うつ病を克服される方も実はとても多いのです。中高年世代は、仕事のみならず、親の老い、子供の悩み、パートナーの仕事、自身の病気など、さまざまな事柄とも向き合わなければならない世代。たくさんの事柄を抱え切れず、心が疲れてしまったという方は少なくありません。友人の勧めで教室に来られて、とにかく、人と比べない、上手にできなくていい、頑張らなくていい、というきくち体操の考え方にまずうなずかれ、徐々に体の変化を感じられ、そこから気持ちが前向きに変わっていった方が数多くいます。動いた分だけ、一歩一歩、確かな手応えを感じることができるようになります。「自分の体は自分で良くしていける」ことに気づく。それこそが、あなたの自信になり、喜びになります。そして、「この体以外に私に生きる道具はない」と、自分を改めて大事にしたい気持ちが芽生えるきっかけにもなります。そうなったら、あとは自然に、毎日動かして自分の体と向き合うだけ。今日はストレスが多かったから少し動いてすっきりしよう、という具合に、自分で自分をこまめにケアする習慣が身に付いていきます。

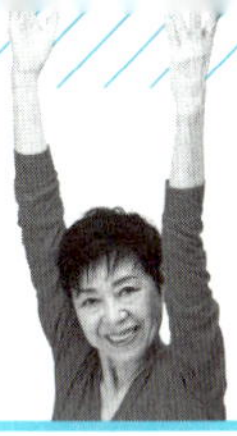

動いてみましょう

全身を感じ取りながら大きな伸びを　骨盤を持ち上げて、背骨からリセット

今日は、どうも寝つきが悪いなというときにお勧めなのは、大きな動きをゆっくり行うこと。寝て、手と足をぐーっと伸ばし、伸ばしたら一気に緩めるという「背伸び体操」（120ページ）は、インナーマッスル、骨や内臓など全身を感じ取ることができます。大切なのは、脳で体の隅々まで意識を巡らせて、全身を感じ取りながら、伸びること。手や足の指1本1本にも意識を向けた後、今度は心を無にして、一気に脱力です。1日中、仕事をしてさまざまなストレスと向き合った後に行えば、体のこわばりや心のもやもや、緊張もゆるゆるとリセットされていきます。「ああ、今日は大変な1日だったな」というときの、夜の習慣にしてみてください。あおむけに寝て両脚を立て、骨盤を持ち上げる「寝て骨盤持ち上げ」（122ページ）は、背筋を使うので、前かがみになりがちな体の癖をリセットできます。脳に直接つながる背骨を刺激できるので、自律神経が整う作用も期待できます。

体のこわばり、心のもやもやをリセット

背伸び体操

1

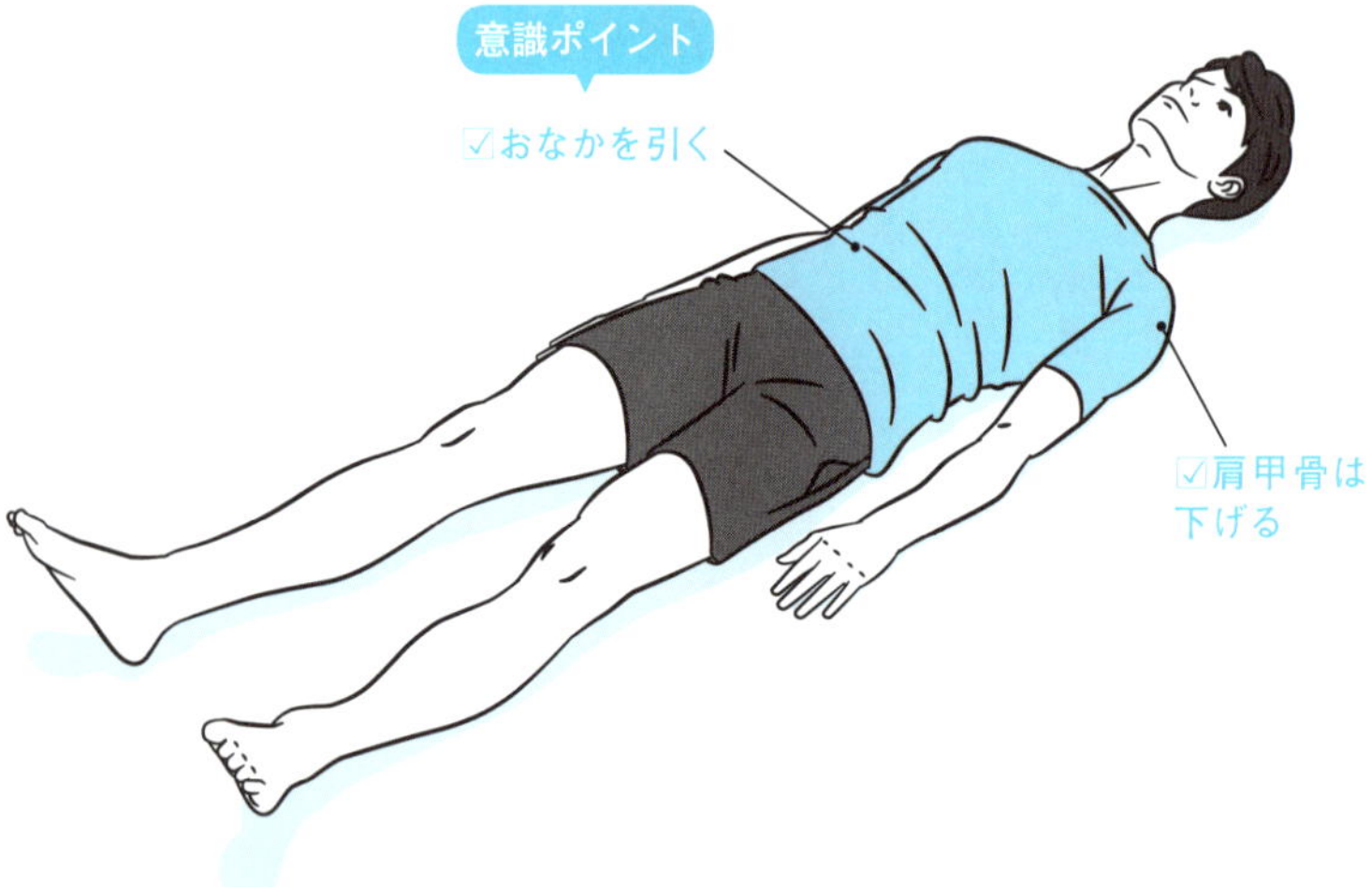

ここをおさえて

手の指先、足の指先まで意識を巡らせ、目をしっかりと見開き、伸ばしていく。ぐぐーっと手足を伸ばしたら、今度は心を無にして、一気に脱力。3～4回繰り返す。

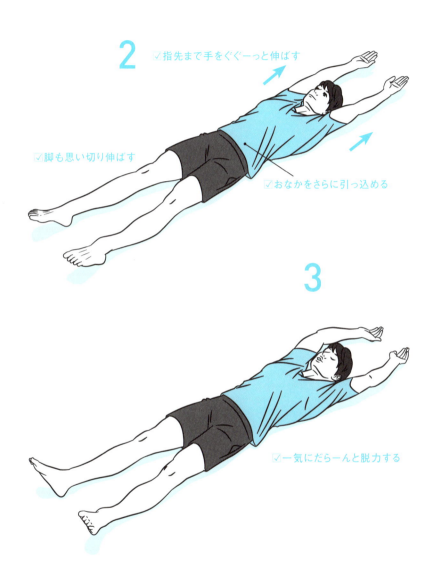

2

3

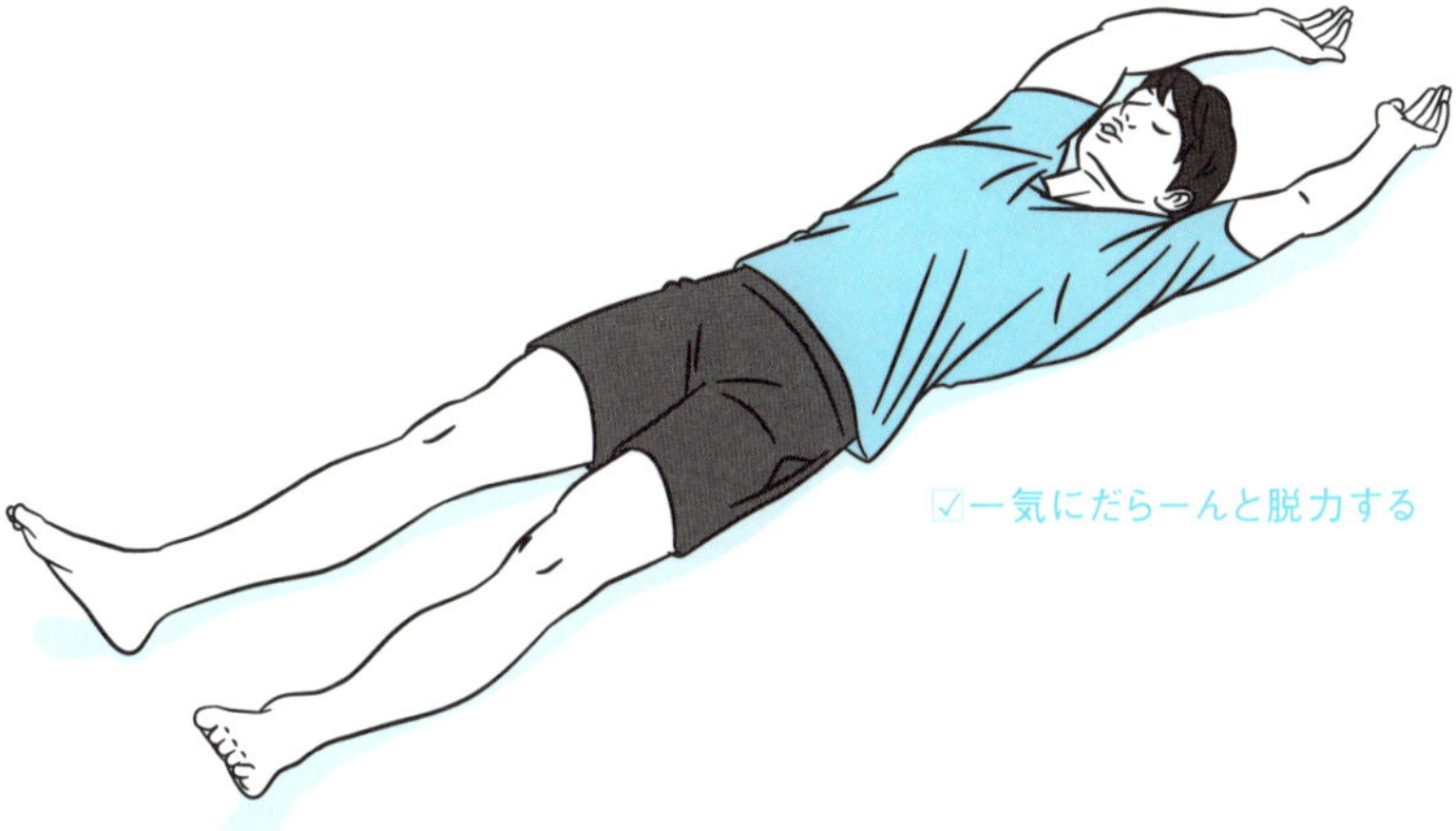

しなやかな背骨を育てて、疲れをリセット

寝て骨盤持ち上げ

1

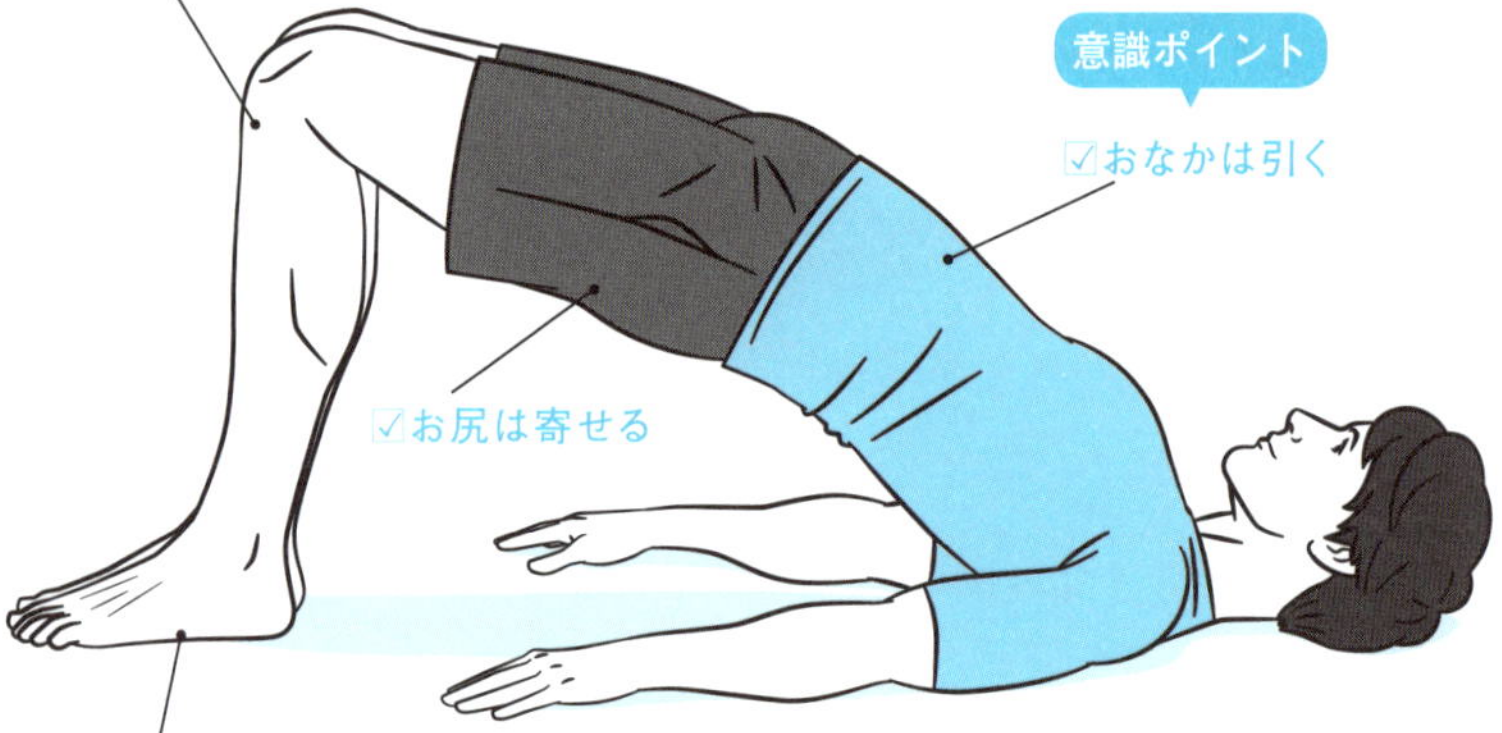
☑脚の内側を離さずに骨盤を上げる
意識ポイント
☑おなかは引く
☑お尻は寄せる
☑両足をそろえる
☑足の裏をしっかり使う

2

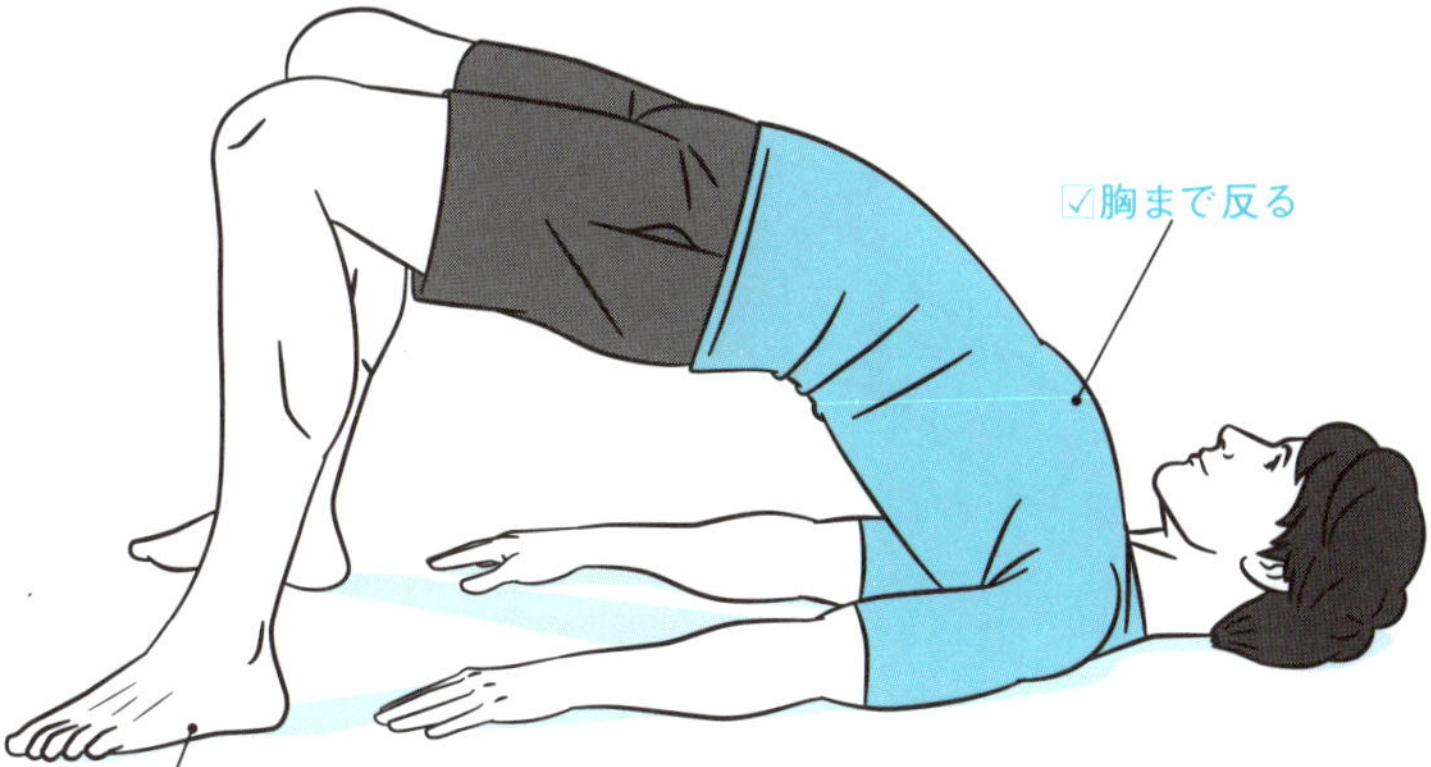

!ここをおさえて

最初は足をそろえたまま、膝から肩まで一直線になるように骨盤を上げる。次に足を肩幅に開き、胸まで反らすという、2ステップで行う。全身の筋肉を使い、脳につながる背骨を刺激して、姿勢もリセットできる。

下半身を効率良くリセット

寝て足首回し

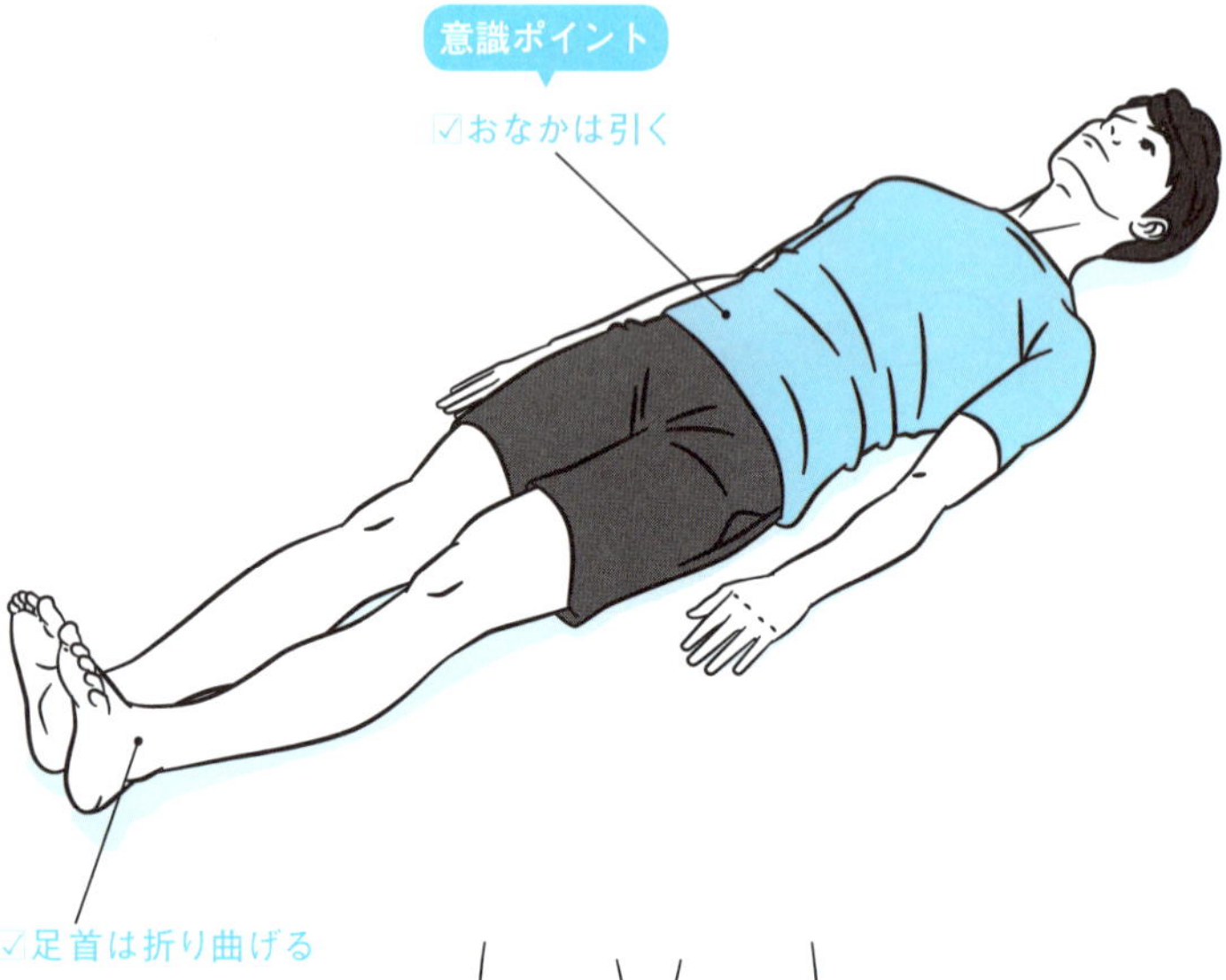
意識ポイント
☑おなかは引く
☑足首は折り曲げる

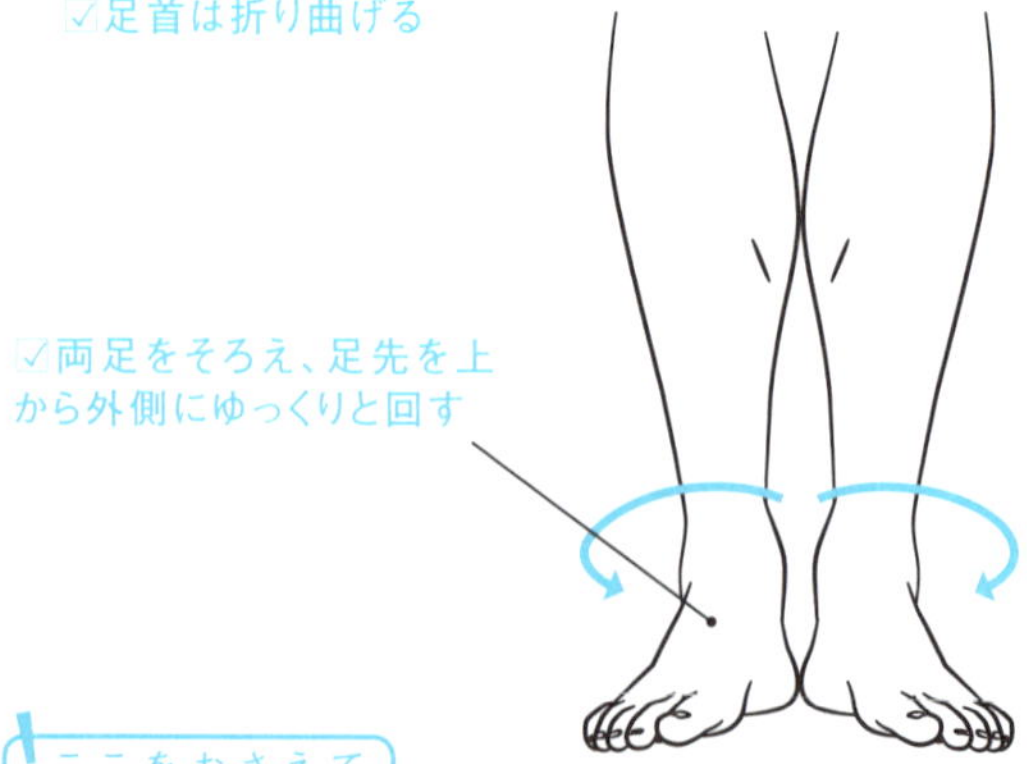
☑両足をそろえ、足先を上から外側にゆっくりと回す

※外回しを終えたら、甲を思い切り伸ばす。再び足首を折り曲げ、今度は内回しも行う。

ここをおさえて

寝ながら足首を回すと、足の向きによって、ふくらはぎやもも、股関節、お尻、腰、背骨までが連動して動いていく。体のつながりを感じ取りつつ、下半身の疲れをリセットできる。

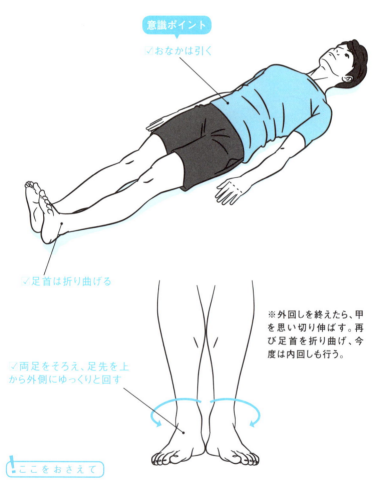

自分で自分の体を良くすることができれば、何よりも自信になり、「前向き脳」に変わります。

Chapter 2

Part 6 腰痛

つらい腰痛、
もう諦めかけてます…

CHECK LIST

最近、こんな経験ありませんか？

- □ 車の運転が多い
- □ 掃除など、中腰の姿勢で作業をすることが多い
- □ 体にゆがみがある
- □ 高いヒールや厚底靴を履くことが多い
- □ 椅子に座るときは脚を組むことが多い
- □ 運動不足だ
- □ お尻や脚が痛む・しびれる

チェックリスト監修：整形外科医・カイロプラクター 竹谷内医院院長 竹谷内康修さん

3個以上✔が付いた人は、次のページへ！

カラダの悩み

長年の腰痛、本当に自分で治せますか？

バッグをいつも左右同じ肩に掛けてしまう、座るときに脚を組むことが多い、車の運転時間が長い…。こうした体の使い方の癖や長年の生活パターンのほか、「長時間座り続けていることなどが原因で、腰痛を招く方が多いのですが、実は医学的には、85％の腰痛は原因が特定できないといわれています」。腰痛に詳しいカイロプラクターで整形外科医、竹谷内医院・竹谷内康修院長はこう話す。

もう一つ、最近注目されている腰痛の原因が、さまざまなストレスだ。職場での人間関係といった精神的ストレス以外に、残業が多いことなども、体にとってストレスになる。さらに、化学物質、騒音やにおいなどの環境的なストレスも無視できない。「例えば、新幹線での出張が多い人も、車両の振動が意外に体への負担、ストレスになっていたり、あるいは隣に座る人の音やしぐさ、香水や体臭が気になってストレスになるというケースもあります」と竹谷内院長。

ストレスが腰痛につながるメカニズムはまだはっきりとは分かっていないが、「自律神経に悪影響を及ぼし、筋肉の緊張を高め、その結果、腰痛が起こると考えられます」（竹谷内院長）。残念なことに、働き盛りのビジネスパーソンたちのなかには、ストレスが腰痛の原因になっていることに気づかず、無理なシフトや長時間労働を続けてしまい、腰痛を悪化させている例もある。そのため、まず自分が、どんなことをストレスに感じるのかについて、改めて自分で振り返ったり、ストレスの原因に気づこうとしたりする姿勢も、とても大切だという。

実際、腰痛の治療にはデパスという、抗不安薬が保険適用になっている。ストレス性の腰痛には痛み止めでは効果がなく、むしろ精神的な不安が軽減されることによって、筋肉の緊張、痛みが鎮まるからだ。それぐらい、心の状態は筋肉や体とリンクしているということだろう。

脊柱管狭窄症に進む例も

「腰痛は昔からの持病だから」と放置しているうちに、脊柱管狭窄症《せきちゅうかんきょうさくしょう》に進行していたという例も少なくない。脊柱管狭窄症は、腰椎や軟骨である椎間板などが老化して変形し、脊柱管という管を通る神経が圧迫され、お尻や足などに、痛み・しびれを起こしてしまう病気だ。歩いているうちに足に痛みやしびれを感じて歩行困難になってしまうが、しばらく休むと症状が軽減する、これを繰り返す「間欠跛行《はこう》」という症状が出ることが特徴だ。

歩くことがつらくなるほどの痛みが出たら、仕事に行くとか、買い物に出かけるなどの日常生活もままならないだろう。そうならないためにも、「腰痛持ちを自覚するなら、40代からでも脊椎の老化を防ぎ、脊柱管狭窄症を予防する生活を心がけることが必要。職場でも、30分に1度は立ち上がって、腰をリセットさせたり、自分でできる適度な運動を続けたりしてください」（竹谷内院長）。

2019年は7年ぶりに日本の腰痛診療ガイドラインが改定され、「慢性腰痛」に対して、「運動療法は有用である」（エビデンス水準B＝効果の推定値に中程度の確信がある）として強く推奨された。ストレスなど自分の腰痛の原因について考えながら、運動で「自分で治す」意識を持つことが、今や医学的に正しい解決法だ。

「きくち体操」を創始して50年以上。生徒たちの体調変化の報告で最も多いのが「腰痛の改善」と話す創始者・菊池和子さんに、腰痛への対策について教わっていこう。

正常な腰の脊柱管と狭窄した脊柱管との違い

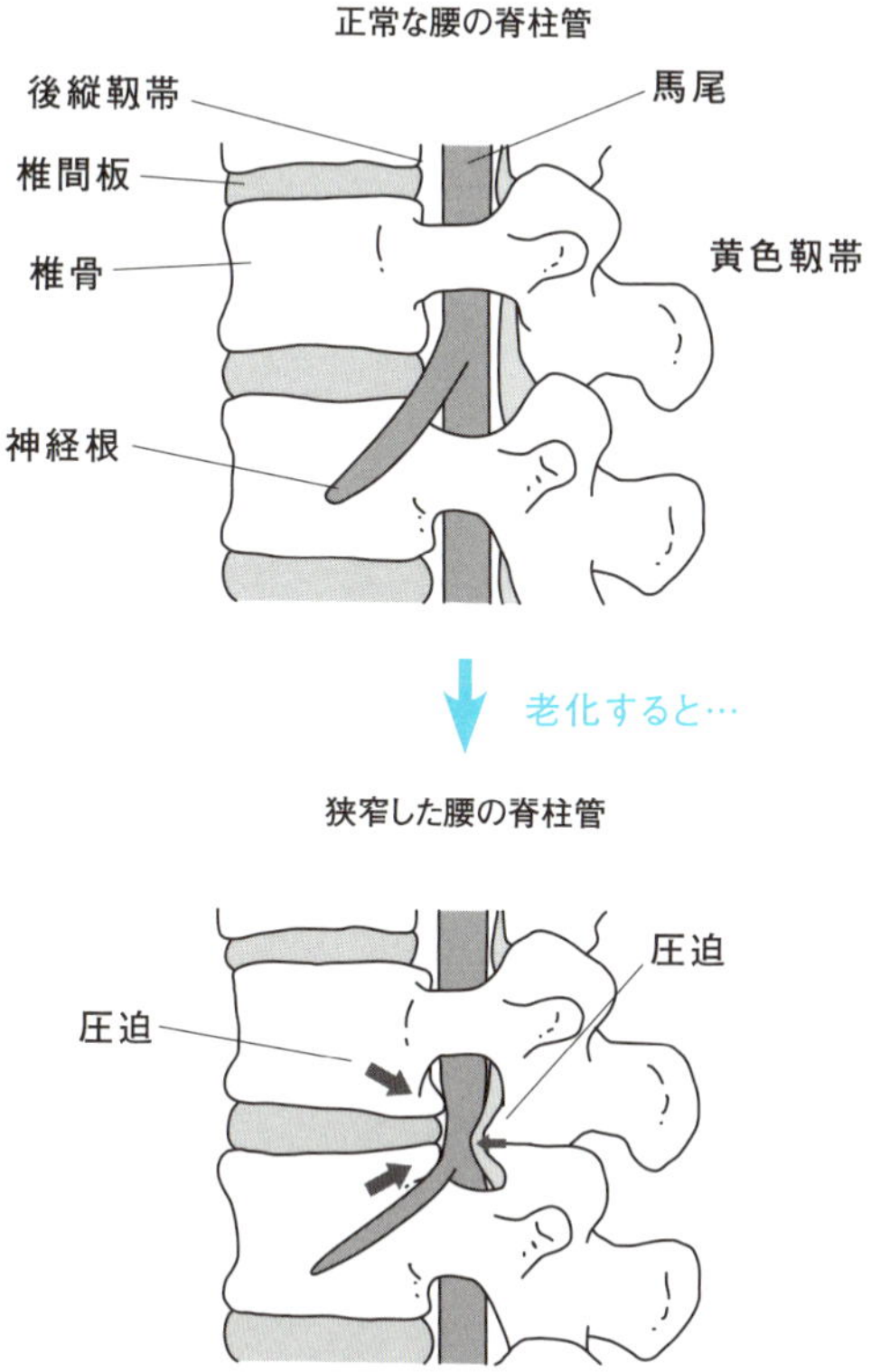
正常な腰の脊柱管
後縦靱帯
馬尾
椎間板
椎骨
黄色靱帯
神経根
老化すると…
狭窄した腰の脊柱管
圧迫
圧迫

正常な腰の状態では、脊柱管がきれいな筒状で、中を馬尾《ばび》という末梢神経の束が通る。腰椎が老化して、脊柱管が狭窄すると、脊柱管周辺の軟骨、骨、靱帯などが変化して神経を圧迫する。足の裏に何かが張りついたような違和感がある人や、立ったり歩き続けたりするとお尻や脚に痛みやしびれが出る人は、脊柱管狭窄症の恐れがある。

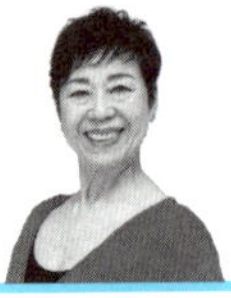

きくち体操はこう考える

痛みのない場所から動かし、安静にしない
⇓
おなかと背中で腰を守れる体に

腰痛は、中高年世代に最も多い悩みの一つ。ぎっくり腰が癖のようになってしまった方や、何十年来、腰痛に悩んできたという慢性腰痛の方まで、本当にたくさんの方が教室の門をたたいてこられました。日常の忙しさからか、自分の体にあまり関心を持って生きてこなかった方が多いように感じます。皆さん、初めは「何年も病院に通って治らないものが、自分で動かすだけで本当に治せるの？」と半信半疑ですが、自分で恐る恐る体を動かし、筋肉を育てていくことで、ほぼ100％、改善効果を実感されます。そんな改善例を50年以上、見続けてきたからこそ、「腰は大事にし過ぎてはダメ。安静にして、動かさないとますます筋肉は衰えていくばかり。動かせば、自分で治していけるよ」と、生徒さんたちにも自信を持ってお伝えしています。

腰のひし形の筋膜を意識する

「とはいえ、腰が痛くて、怖くてとても動かす気になれません」。そうおっしゃる方もいるでしょう。でも、痛みのある腰そのものを、真正面から動かさなくてもいいのです。手の指や腕など、痛みがない、腰から〝遠い〟ところから動かせばいいのです。というのも、手の指先、手の甲からつながる腕の外側は、背中側の筋肉につながっています。そして、それらは、腰椎を支える胸腰筋膜という、ひし形の筋膜につながっています（134ページ）。つまり、腰のひし形の筋膜は、上の2辺では腕につながっているということ。ですから、人間の体は、手の指を動かして何かをつかんだり、腕を日常的に使って力をつけたりするだけでも、腰をしっかり守れるようにできているのです。

腰のひし形の筋膜は、下の2辺は下半身でお尻、脚の筋肉につながっています。ですから、お尻の筋肉を強くすることがとても大切です。足の指や足首をしっかり動かして柔軟にしておくことも、腰痛改善につながります。

腰を後ろ側から守るひし形の筋膜

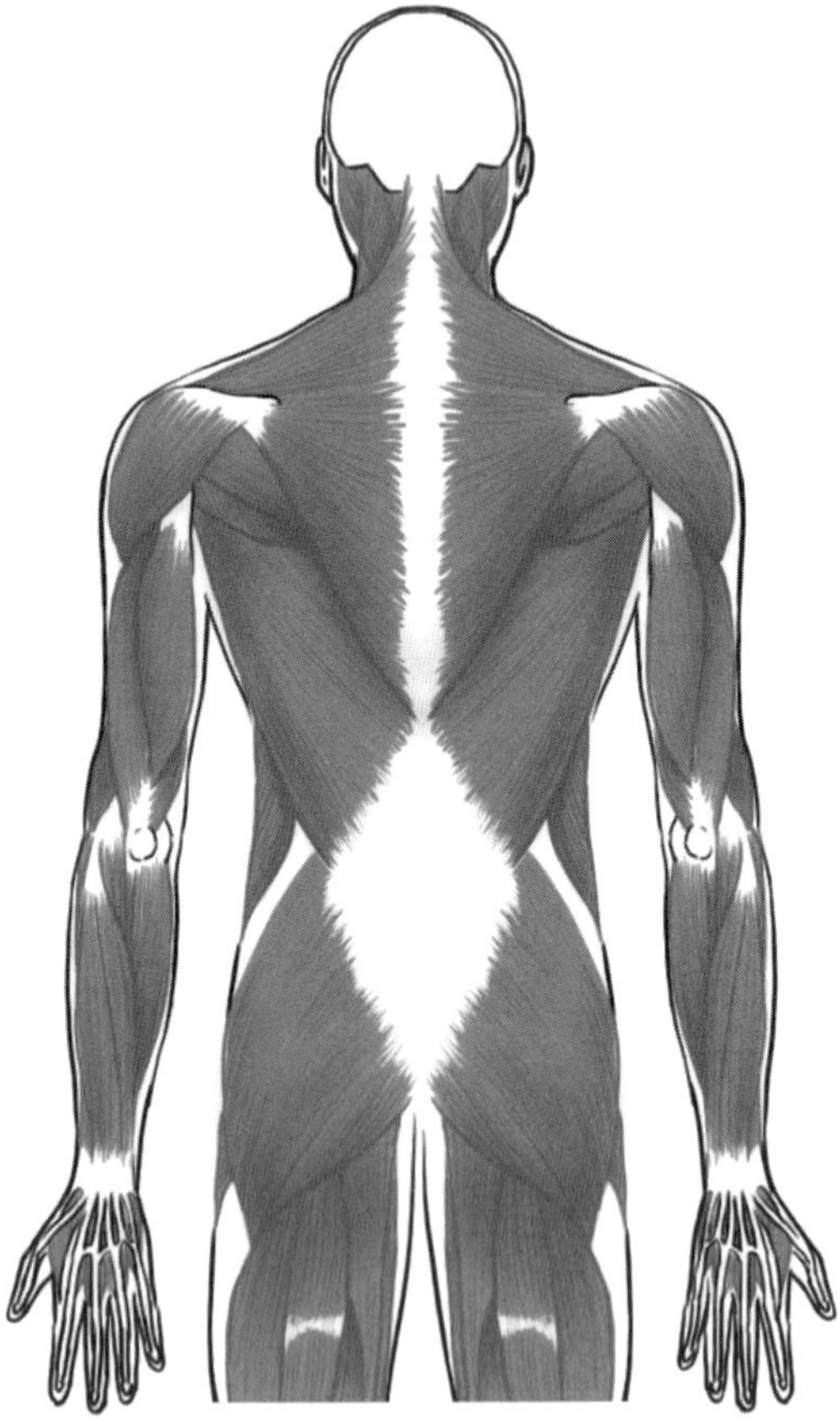

ひし形の胸腰筋膜は、上半身の2辺では背中から腕に、下半身の2辺ではお尻から脚につながっている。腰を守るには、ここにつながる腕や脚を動かすのがポイント。

おなかの筋肉を弱らせない

腰を守るために最も重要なのが腹筋です。ひし形の筋膜が後ろ側から腰を支えているように、腹筋は、体の前側から腰を支えています。背骨や上半身の重さも支えて、腰への負担を軽くしています。この腹筋が弱ってしまうと、内臓が下垂したり、内臓の働きが悪くなったりするだけでなく、腰を支える力も弱ってしまいます。特に、腹直筋は強い筋肉で、上体を支えて内臓を守る役割を果たしています。

ところが、動かしていないと、弱って脂肪がつきやすくなるのもおなか周りの特徴。メタボリックシンドロームのパート1でもお伝えしましたが、腹筋は、体中の筋肉とつながっている、まさに要の筋肉であり、生命を維持していくためにとても大切な筋肉です。座るときの姿勢も含めて、常におなかを引くことを意識しながら、腹筋を育てていきましょう。

忙しいからとか、少し痛みがあるからといって、「運動不足の状態」を続けていくと、筋肉は年齢にかかわらず、知らず知らずのうちに弱っていきます。腰の痛みは、腰そのものが衰えているというより、腹筋や腕、お尻や脚など、腰につながる全身の筋肉の衰えから起きていると、きくち体操では実際に現場でたくさんの体から学んでいます。

体はあなたの命そのものですから、自分で良くしていくしか方法はありません。血液、リンパが流れ、心臓や肺が働いて、食べたり、飲み込めたりすることで人は生きています。60兆個もの細胞一つひとつが全部働いているから生きていける。逆にいえば、動かさなくなれば、そこから弱り、体は衰えていきます。

実際、いくら素晴らしく仕事ができる人でも、自分の体に意識を向けず、体をろくに見ないでなおざりにしていた結果、ある日突然、脳梗塞《こうそく》や心筋梗塞を発症して倒れ、定年を全うできず、仕事を続けられなくなってしまったという方も見てきました。

まずは、1日5分でもいいから、意識して動かして自分の体の状態に目を向け、体と対話してみてください。そして、腰を守るひし形の筋膜や腹筋とつながるところをイメージしつつ、痛みのないところから動かしてみてください。動かしてみたら、どんなことが起こるのか、体のどこに効いていると感じるのか、痛みは治まるのか、依然として痛みを感じてしまうのか——。体の変化を観察して脳で感じ取り、不調を「自分で治す」ことができれば、あなたにとって強い自信になります。気持ちに力がついて、物事への取り組み方も前向きになるので、仕事のパフォーマンスも変わっていくはずです。

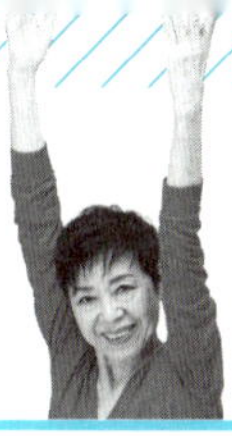

動いてみましょう

腰につながる腕と肘をしっかり伸ばす 内転筋とお尻を強くして腰を守る

上半身で、腰のひし形の筋膜につながるのが腕でしたね。腕から腰を守るメソッドが、次ページからの「腕ねじり」。立って、足を肩幅に開き、腕を水平に上げて前に後ろにねじります。腕につながる胸や首、肋骨、肩甲骨などが大きく動くので、これだけでも上半身全体の筋肉がよりよく育ちます。小指に意識を向けながら行えば、二の腕のたるみも引き締まっていきます。また、職場でも行いやすいのが142ページの「机で肘伸ばし」。普段は曲げて使う肘を意識的に伸ばすことで、腕から上半身、脚にも力がつきます。

お尻や下半身を強くして腰を守るためには、140ページの「開脚&腕上げ」がお勧めです。太ももの内側、内転筋、お尻の筋肉が育ちます。腕を上げるときには、上半身を介して、腕も脚もつながっていることを脳で感じ取ることがポイントです。もう一つ、上半身で老廃物が滞りがちなのが、脇の下。ここを強く押したり、つかんだりすることで、リンパの流れが良くなりますし、太い血管が刺激されて、全身の血流も良くなっていきますよ。

腕とつながる背中の筋肉をしなやかに

腕ねじり

1 手の甲を上にして肩の高さに上げる

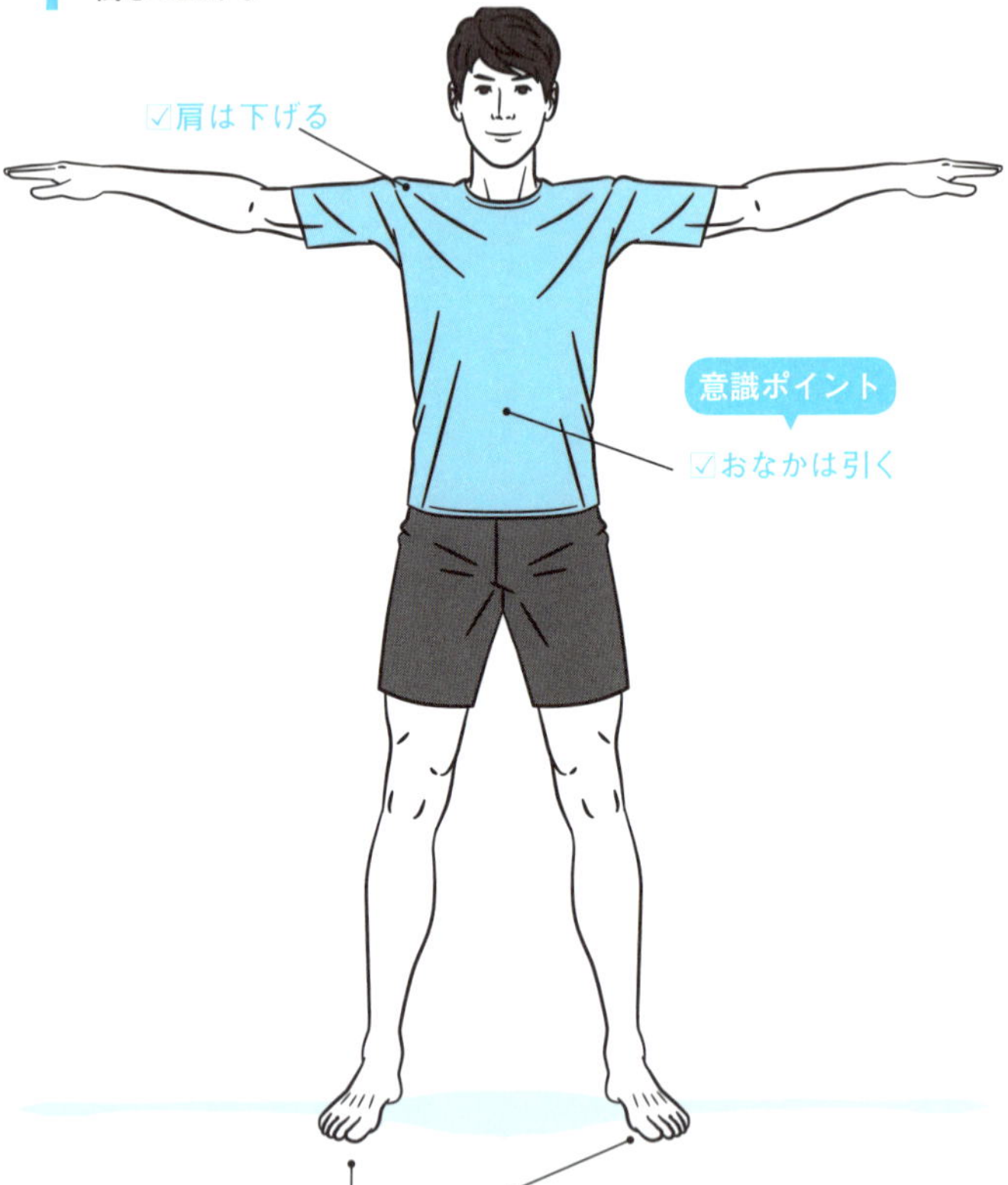
☑肩は下げる
意識ポイント
☑おなかは引く
☑足を肩幅に開き、足の指、足の裏でしっかり立つ

2 前側に腕をねじる。肋骨や腹筋を感じ取る

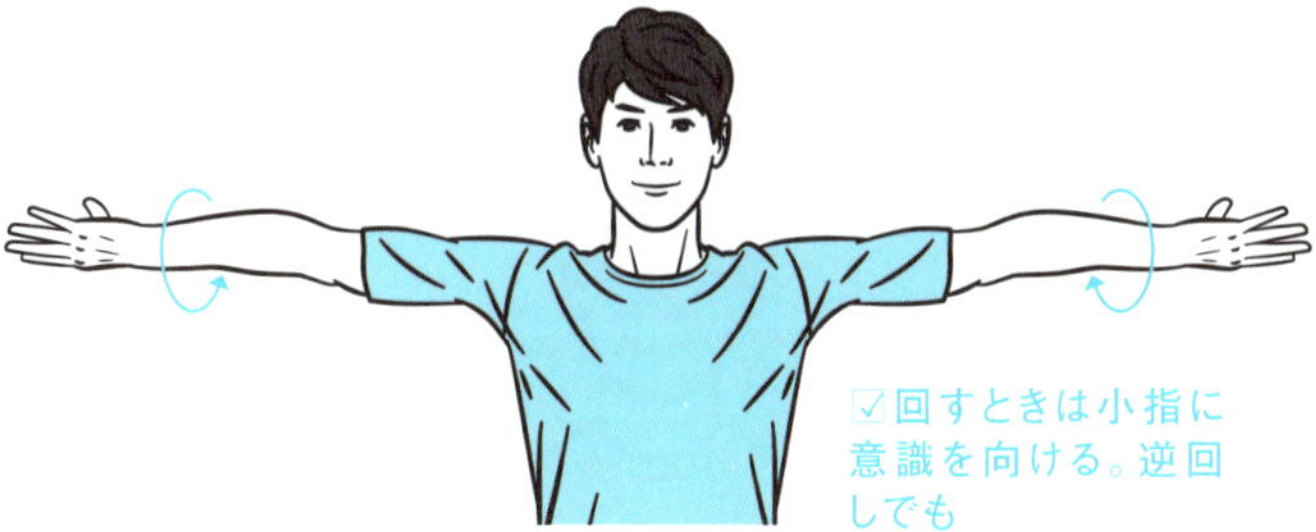

3 続いて、後ろ側に腕をねじる。背中、腰までの筋肉を感じ取る

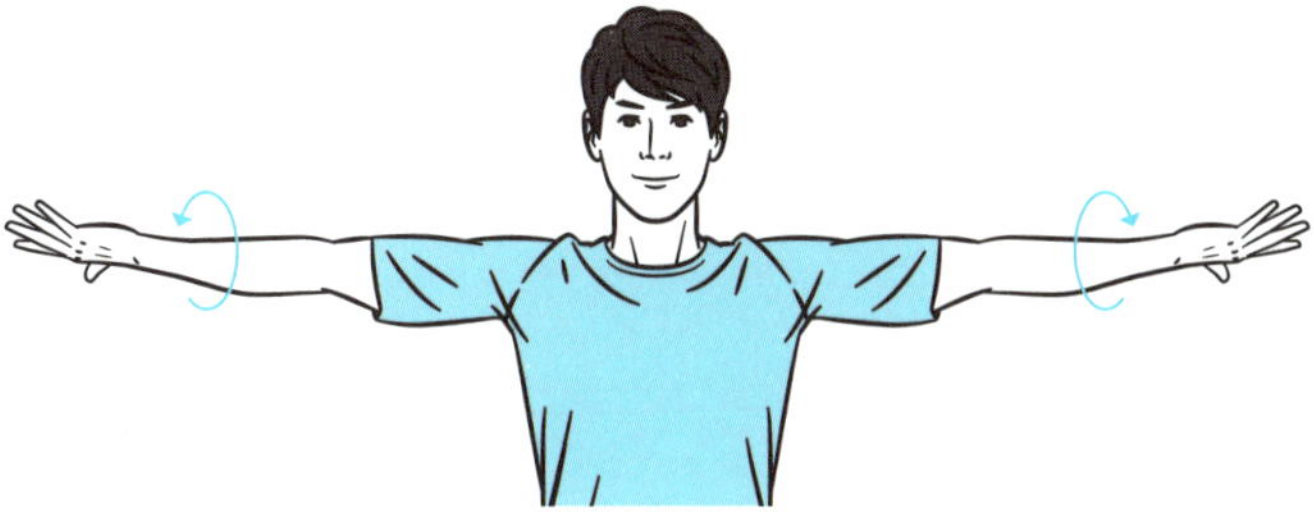

!ここをおさえて

腕そのものだけではなく、腕からつながる肩甲骨、肋骨の周りの筋肉も脳で感じ取りながら行う。腰を守る上半身の力がつき、二の腕もスッキリしてくる。

お尻、下半身を強く

開脚&腕上げ

1 長座の姿勢から少し開脚してみる。

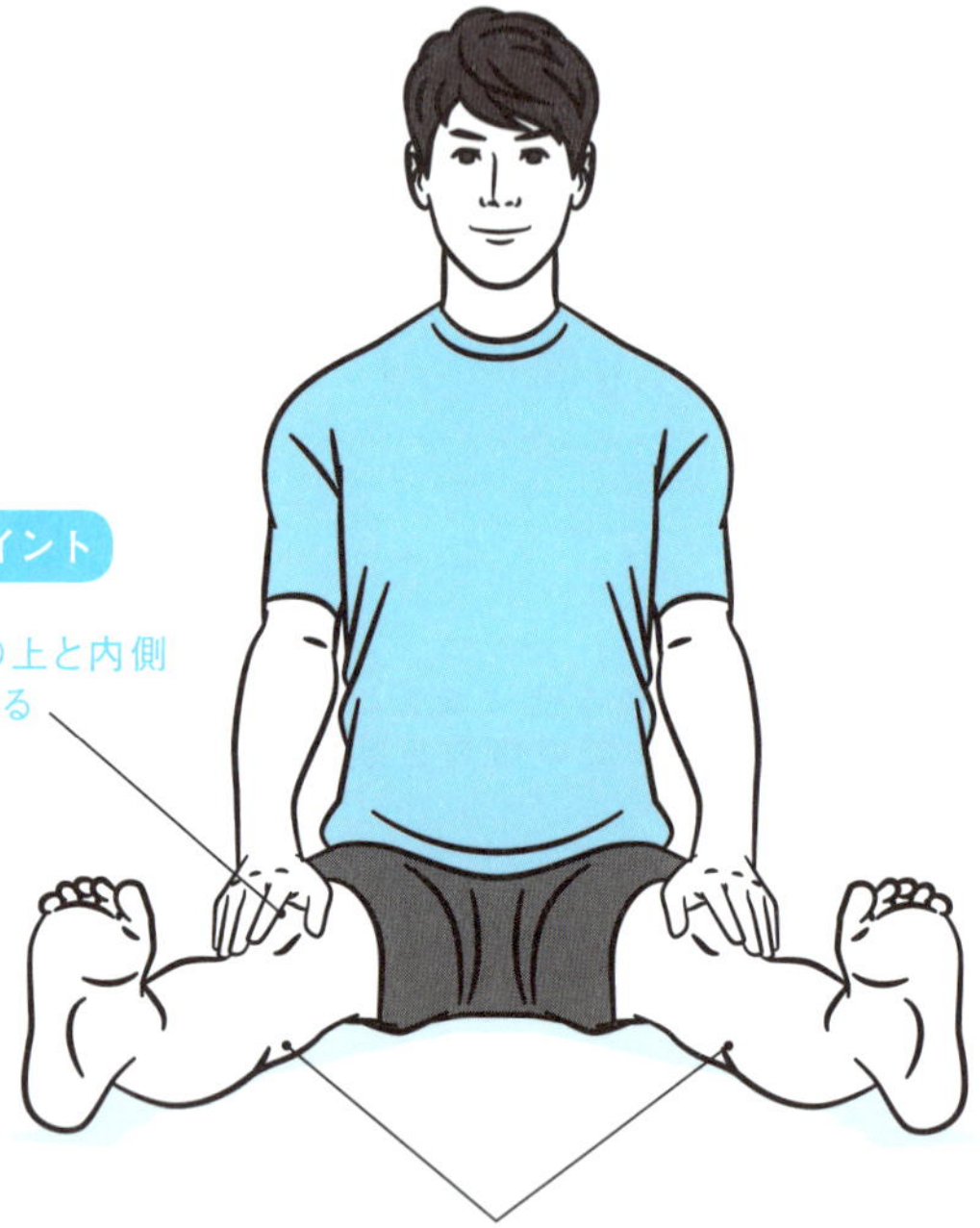

意識ポイント
☑太ももの上と内側を触ってみる
☑膝の裏はしっかり床につけることを意識する

2 片腕を上げて上半身を横に倒す

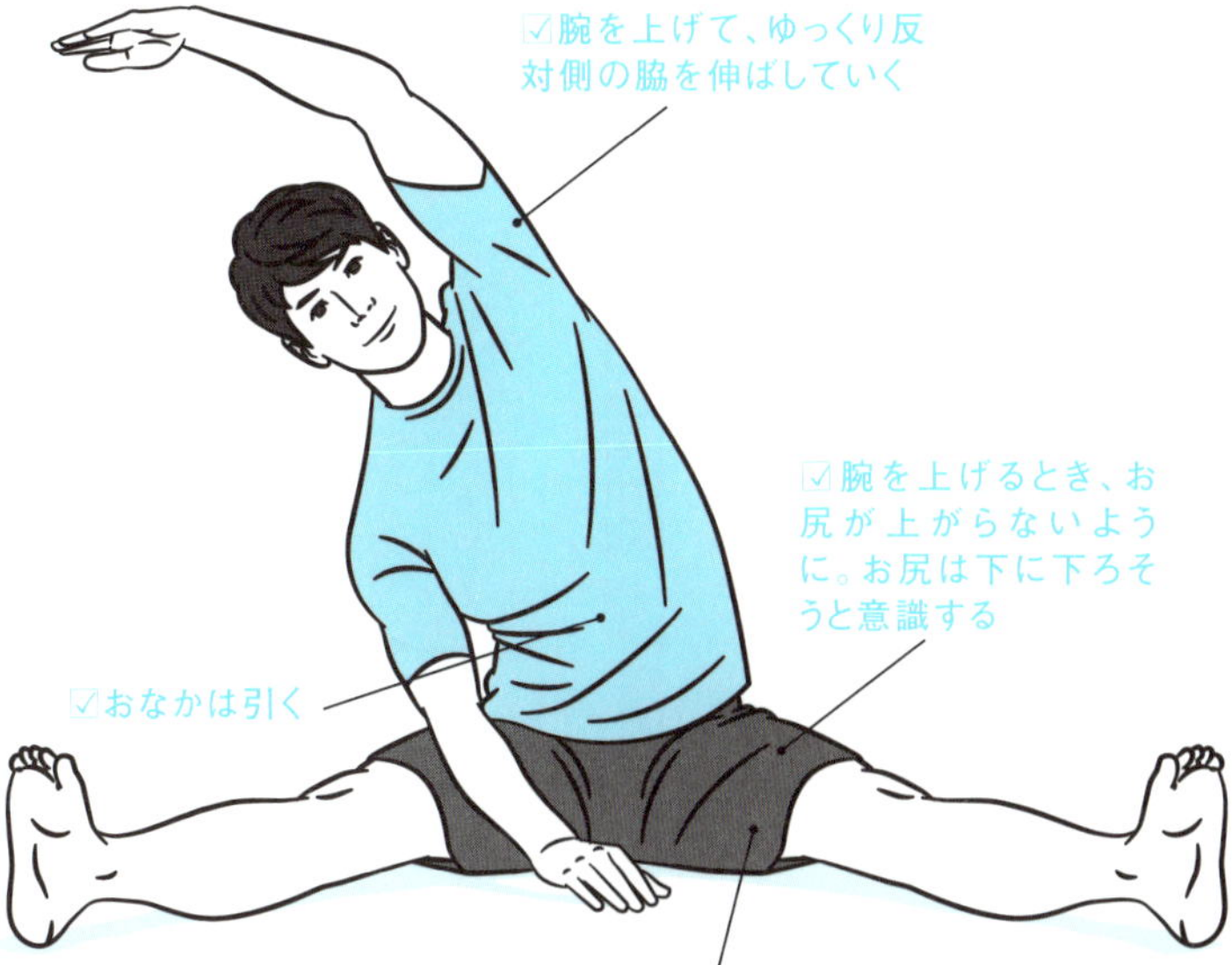
☑腕を上げて、ゆっくり反対側の脇を伸ばしていく
☑腕を上げるとき、お尻が上がらないように。お尻は下に下ろそうと意識する
☑おなかは引く
☑太ももの内側をしっかり使う

！ここをおさえて

お尻や内転筋など下半身全体に力がつくので、腰を守る力がアップする。腕と膝の裏を意識して伸ばすので、膝痛予防にもいい。開脚で座れない人は壁を背にして行ってもかまわない。反対側の脇も伸ばす。

背中側の筋肉を育てて腰を守る

机で肘伸ばし

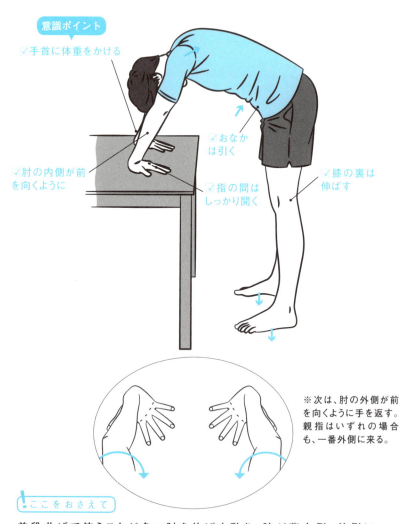

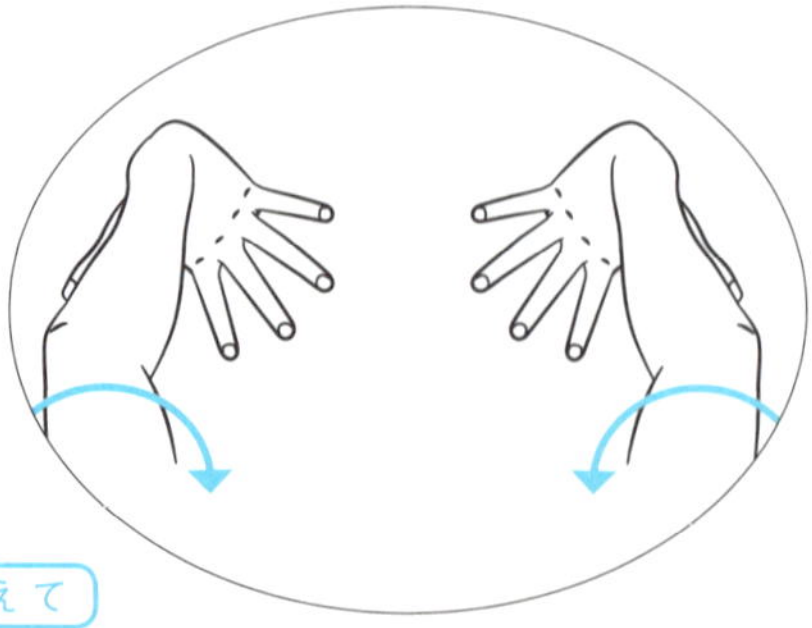

※次は、肘の外側が前を向くように手を返す。親指はいずれの場合も、一番外側に来る。

ここをおさえて

普段曲げて使うことが多い肘を伸ばす動き。腕が背中側、前側につながっていることを実感できる。普段は使わない筋肉が目覚め、脳も活性化する。 おなかを引いて肘を伸ばす意識で。肘は逆向きも行う。

リンパを流し、血流を改善

腕を上げて脇をつかむ

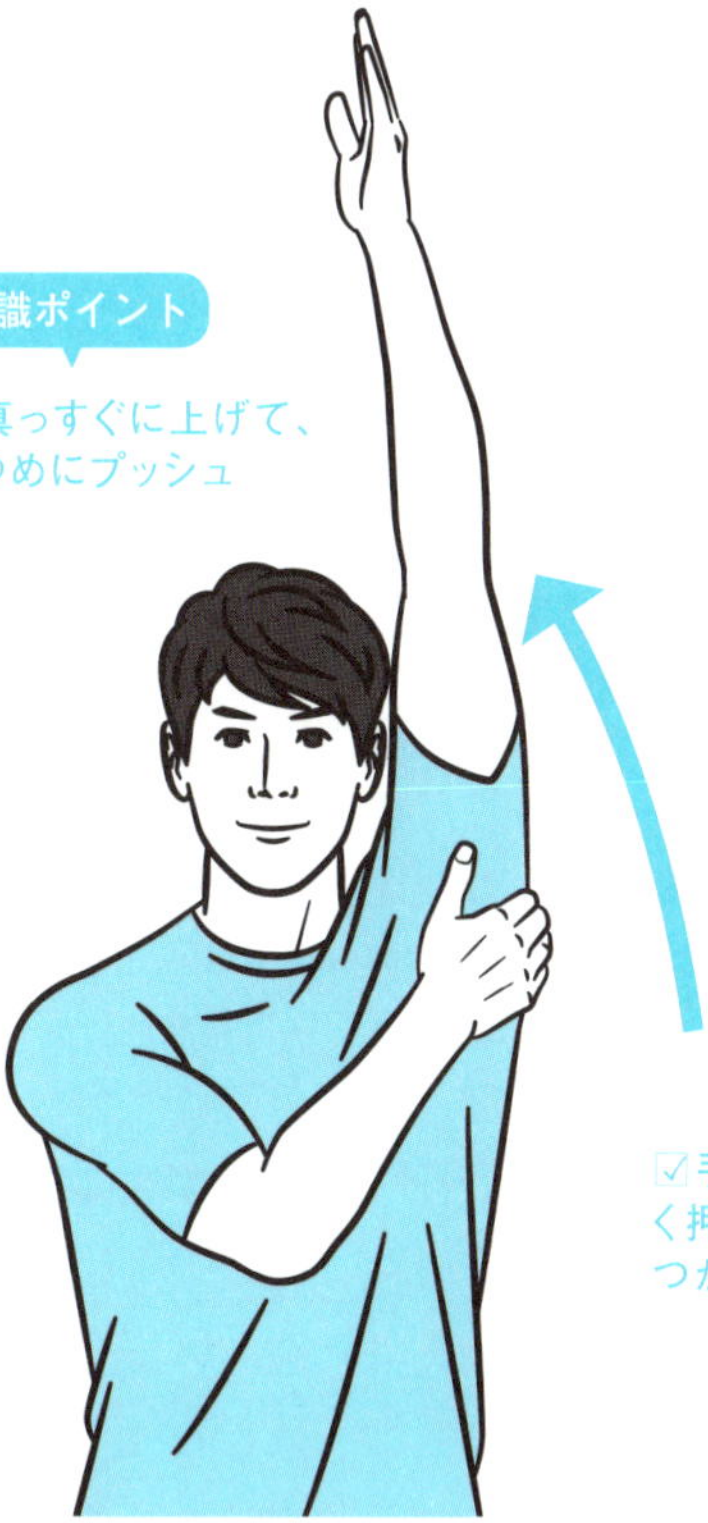

意識ポイント
☑腕を真っすぐに上げて、脇をきつめにプッシュ
☑手の指で脇の下を強く押したり、肘にかけてつかんだりする

!ここをおさえて

脇の下は、上半身のリンパの集まる“関所”。普段はあまり触ることもないだけに、老廃物が滞っている可能性が。すっきり流せば、リンパの流れも血流も改善する。

医師コラム

日本は座り過ぎ大国！　1時間に2分のブレイクを

「平日は仕事で残業続きだけど、週末はジムに行っているし、健康管理は万全」。そう考えているビジネスパーソンの隠れた敵が、「座り過ぎ」の健康リスクだ。実は、日本人は世界一座っている時間が長い国民という研究がある。座り過ぎの研究が盛んなオーストラリア・シドニー大学の研究者らが2011年、各国の1日の平均座位時間を調べたところ、日本人は420分（7時間）と、世界20カ国中で最長だった。

長時間座ったままの姿勢でいることは、股関節周りの筋肉が硬くなるなど、体への負担が大きい。背中に圧力がかかるため、腰に痛みが来たり、首や肩が凝り、頭痛や目の疲れを実感したりする人も少なくないだろう。体内での影響も深刻だ。「メカニズムの解明はまだ不十分ですが、座り時間が長いと下半身の大きな筋肉が使われないため、血糖値や血圧が上がりやすくなったり、血流が悪くなったりすることで、心血管系に悪影響を及ぼす可能性があるといわれています」と、身体活動に詳しい慶應義塾大学スポーツ医学研究センター・大学院健康マネジメント研究科の小熊祐子准教授も指摘する。

シドニー大学の研究によれば、1日の平均座り時間が11時間以上の人は、4時間未満の人に比べ、死亡率が1・4倍高いという報告もある。複数の研究をレビューした論文でも、座り時間が長いと、がんや心血管疾患、糖尿病などの生活習慣病、うつ病、認知症などの発症リスクが高くなることが明らかになっている。前述のように、平日の座り時間が長い人がたとえ運動しても、残念なことに健康リスクに変化はないというデータもある。

オーストラリアやイギリスでは、職場や学校での座り時間を極力減らすことを、既に国として奨励している。米国でも18年に更新された身体活動ガイドラインで、座り過ぎの健康リスクが強調された。座り過ぎのリスクを下げるためには、「30分から1時間に1回は立ち上がって、座り時間を中断（ブレイク）する癖をつけて」と小熊准教授。

オフィスの自席を立ち上がり、コピー機コーナーやトイレ休憩などに2分程度歩くだけでも、血糖値や血圧の改善が期待できる。今から、Sit lessな働き方改革を始めよう。

（文・新村直子）

Chapter 2

Part 7 悪い姿勢

老け見えの猫背、何とかしたい…

CHECK LIST

最近、こんな経験ありませんか？

□ 猫背だ

□ 首が前に出ている

□ 慢性の肩凝りだ

□ 疲れると背中が痛む

□ 胃腸が弱い

□ 下腹が出ている

□ 反り腰だ

□ 骨盤が後傾気味

チェックリスト監修：くどうちあき脳神経外科クリニック院長 工藤千秋さん

3個以上✔が付いた人は、次のページへ！

カラダの悩み

猫背だと太りやすいって本当ですか？

ふと街のショーウインドウに映った自分の姿を見て、「なんか背中丸まっている？」。そう感じたことはないだろうか。猫背以外にも、疲れると背中が痛む、下腹が出ている、反り腰などが思い当たる人は、姿勢が崩れている可能性が高い。今や、スマホ猫背という言葉ができるほど、現代人に増えている猫背。とはいえ、「見た目が多少悪い以外に、猫背だと何か問題でもあるの？」。そう考える人がいるかもしれない。しかし、猫背や姿勢の悪さが及ぼす健康へのインパクトは、実はとても大きい。

「猫背になると、頭の重心が前に傾くため、首や肩、腰、膝などへの負担が増して、凝りや痛みが出ます。さらに、心臓や肺などが圧迫されるので、呼吸が浅くなり、酸素や血液が十分に運ばれません。すると血流や代謝が悪くなって太りやすくなるほか、脳の活動量が落ちて、物忘れなどの症状が出ることもあります」。脳神経外科医であり、姿勢が脳や自律神経に及ぼす影響に詳しい、くどうちあき脳神経外科クリニックの工藤千秋院長はそう解説する。

背骨がゆがむと自律神経のトラブルを招く

姿勢を決める背骨には、①上半身を支える②体を自由に動かす③内臓を正しい位置にキープして内臓の働きを助ける——といった働きがある。もう一つ、重要なのが、背骨の中にある脊髄《せきずい》を通して、脳からの指令を手足など全身にある末梢神経に伝え、また末梢神経からの信号を受け取るという役割。そのため、背骨がゆがむと末梢神経の一部である自律神経のトラブルも招く。「交感神経が優位になって血圧が上がるとか、めまいや目の疲れ、不眠を引き起こすなど、さまざまな不定愁訴《しゅうそ》や気持ちの落ち込みにつながってしまう場合も少なくありません」(工藤院長)。

姿勢が脳や心に影響を及ぼすことを示す研究報告もある。著名人らがスピーチを行う「テッドトーク」での姿勢の研究報告が話題となったのが、ハーバード・ビジネス・スクールの研究者エイミー・カディ博士。42人の男女を対象とした研究によると、胸を開いて背筋を伸ばす、足を開いて両手を腰に当てるといった自信があることを示すハイパワーポーズの姿勢をとった群は、リーダーシップや意思決定力、自信につながる男性ホルモン、テストステロンの分泌量が増えて、ストレスを感じるときの指標となるホルモン、コルチゾールの分泌量が減った。逆に、体を小さくすぼめて猫背になるローパワーポーズの群では、テストステロンの分泌が減り、コルチゾールが増えるという結果になった。それぞれ、姿勢を変えた時間はたった2分。それだけでも、胸を張るなど良い姿勢が脳内のホルモン分泌に影響を及ぼし、自信を高める効果を生み出すことが分かったのだ。

神経伝達の滞りがカギ

姿勢がなぜ脳の働きに影響するのか、詳しいメカニズムは分かっていないが、「神経伝達が一つのヒントでしょう。ミエリンと呼ばれる、神経を覆っているカバーのような構造（詳しくは207ページ参照）には、神経伝達を速めるという重要な役割があります。このミエリンは、酸素が足りない状態に弱い。つまり姿勢が悪く、脳や臓器が酸素不足になると、ミエリンがうまく働かず、神経伝達が滞り、さまざまな不調につながるのではないかと考えられます」と工藤院長。実際、工藤院長の患者のなかにも姿勢が悪く側弯症《そくわんしょう》だった女性がいて、原因が特定できないひどい頭痛に悩まされていたが、首を右に傾ける癖をなくすように髪形を変え、姿勢を正す指導を行っただけで、半年後には頭痛が解消したという例があったそうだ。

ネガティブな心理状態を招き、神経伝達を滞らせ、さまざまな不調を招きかねない猫背。今からでも姿勢を良くする方法はあるのだろうか。「肩甲骨の動きを良くして、背中周りをほぐし、上半身を支える筋肉を育てる動きで、姿勢はいくつからでも良くしていけます」と話す菊池和子さんに、姿勢改善メソッドを教わっていこう。

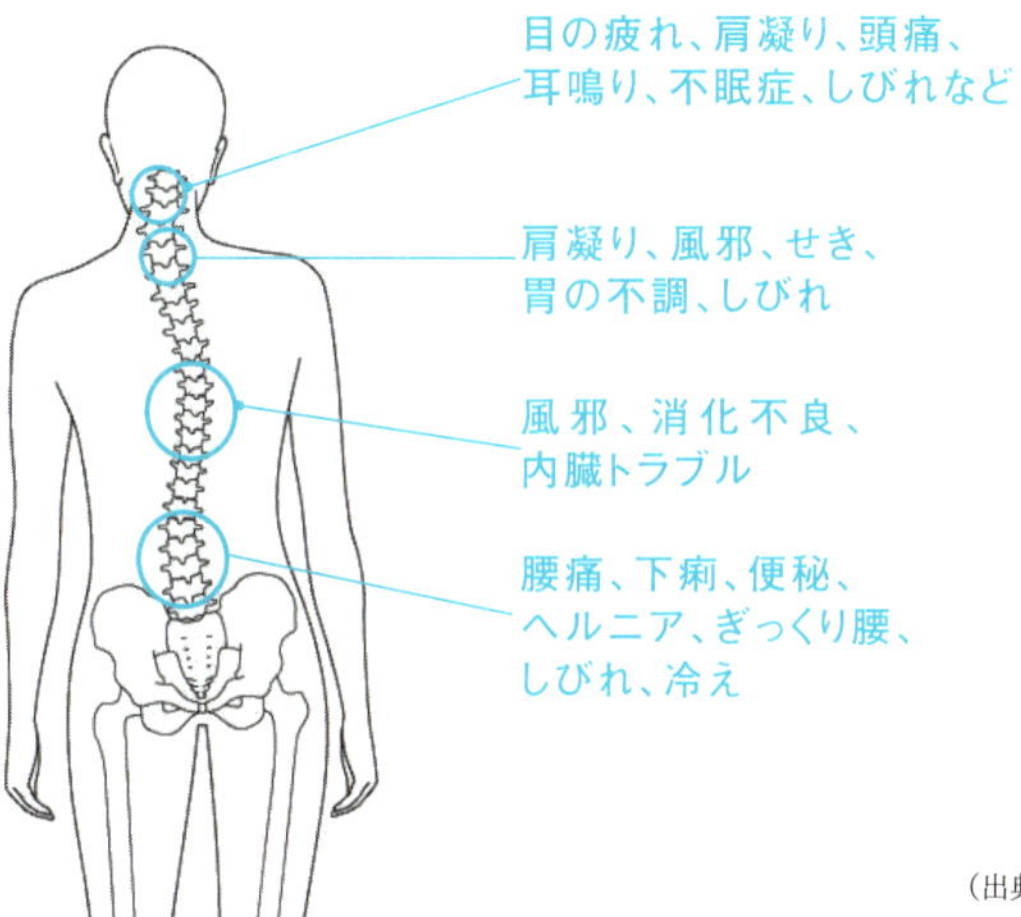
目の疲れ、肩凝り、頭痛、
耳鳴り、不眠症、しびれなど
肩凝り、風邪、せき、
胃の不調、しびれ
風邪、消化不良、
内臓トラブル
腰痛、下痢、便秘、
ヘルニア、ぎっくり腰、
しびれ、冷え

（出典：工藤千秋さん）

背骨がゆがむと、自律神経の不調や凝り、痛みにつながる

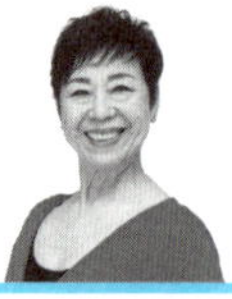

きくち体操は
こう考える

背筋を育て、しなやかな背骨をつくる
⇓内臓がうまく働き、脳も前向きに

私たちは普段、机でものを書いたり、読書をしたり、パソコンで作業をしたりと、前かがみになる動作が多いもの。料理や、拭き掃除をするときなども、たいがいは前にかがんで作業します。こうした前かがみの姿勢が続いたら、体の内側ではどんなことが起こるでしょうか。まず、考えてほしいのが背骨への影響です。

背骨は、体のなかで唯一、脳に直接つながっている骨。24個の小さい骨がつながってできています。そこは神経の通り道でもあります。神経の束が、背骨を通して脳の指令をきちんと体の隅々に届けるからこそ、たくさんの内臓が正常に働き、体を思うように動かすことができます。その背骨がゆがんだり、骨が変形してしまったりしたら、神経は圧迫され、血液やリンパの流れが滞り、脳に届くはずの酸素の量も減ってしまいます。そうなると、見た目どころか、脳もぼんやりして、疲れやすくなっていきます。街を歩いて、猫背になっている人を観察してみてください。首が前に出ている、肩が前に入っていて、お尻は下がっている。そして、おなかは下腹がぽっこり…これが典型的な老けて見える姿勢（159ページ参照）です。胸が圧迫されるから、深い呼吸はできません。膝は曲がって、いずれは骨が変形し、腰への負担も増すので、颯爽《さっそう》と歩くどころではありません。

肩甲骨を下げる

そうならないためには、肩甲骨を下げる意識を常に持つことが大切です。前かがみの姿勢によって、肩甲骨の間は開きっ放しになりがち。ですが、肩甲骨を寄せてと言っても「寄せるって、どうしたらいいのか、よく分からない」と言う方がいました。でも、下げると言われたら、理解できる方が意外に多かった。ですから、きくち体操では、普段の生活でも「肩甲骨を1㎜下げる」意識を持つことがお約束です。実際、1㎜でも下げてみると、鎖骨が後ろに引っぱられ、肋骨が持ち上がり、頭が真上に戻ります。首も背すじもちゃんと伸びますし、胸も自然に開きます。内臓も引き上がり、しゃんとした姿勢ができます。

背骨を支える背筋を強く

姿勢を良くするには、背中の筋肉、背筋がとても重要です。5〜6kgにもなる人間の重い頭を支え、背骨と肋骨を後ろ側からサポートしているのが背筋です。呼吸を司《つかさど》る筋肉（99ページ参照）もとても多い。普段はあまり背中を意識しない方が多いと思いますが、背中の筋肉は人の体のなかでも最も面積が大きい筋肉。背中が弱って硬くなると呼吸がしづらくなったり、全身の血流も代謝も悪くなったりします。腕を上げるなどの動作一つひとつを行うにもスムーズにできないので、疲れが出やすい体になってしまいます。

姿勢が良くなると前向き脳に

きくち体操では、シンプルにきちんと立つ、座る、腕を上げるという動きを、気が付いたときに意識を向けて行い、その日その時間の体の具合をチェックします。揺らがずにしっかり立てるか、長座で座るとき、膝や腰、太ももに違和感があってかばったりしていないか――。そうして、体の状態や変化を繊細に感じ取る癖をつけていきます。自分の体から気を離さなければ、長年自分の体のことを気にかけず、気づいたときには体形が崩れていた…といったことがないからです。毎日自分の体に意識を向けて、昨日よりもここが良くなった、明日はもっと良くしよう、と動かすことで自分で自分を良くすることを実感できるので、体を慈しみ、何事も前向きに物事を捉える〝脳〟に変わっていきます。何より、自分に対する自信、今どきの言葉でいえば、自己肯定感にもつながります。

猫背など悪い姿勢も、自分の今の体を受け入れて、良くしていこうと思うことが出発点。以前、腰が曲がってバスのステップも上がれないような状態の70代の方が入会されましたが、体操を続けるうちに筋肉が育って、姿勢がどんどん良くなっていき、10年後には、見違えるように腰を90度に立てて長座で座れるように変わりました。実は私の娘も、40代までは体操とは無縁で、姿勢が悪いのが悩みの種でしたが、48歳からきくち体操を始めて6年。53歳の今では、背すじはしゃんと伸び、体調もずっと良くなりました。変わりたいと思って意識を向けて体と向き合えば、人は何歳からでも必ず変われる。そう確信しています。

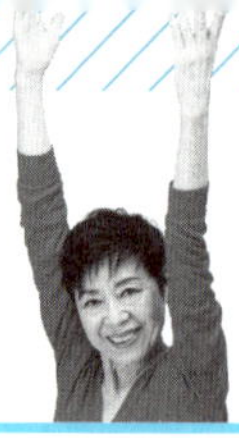

動いてみましょう

骨盤を揺らし、背骨周りの筋肉をほぐす 肘を伸ばして、背筋に力をつける

姿勢をリセットしたいときにお勧めなのが、骨盤を揺らすことで、背骨や骨盤の周辺の筋肉をほぐせる「骨盤揺らし」です。夜寝る前に行うだけでも、その日のこわばりがほぐれますし、120ページの「背伸び体操」を併せて行えばさらに、リセット効果が高まります。そして、姿勢が気になる方なら、きちんとした立ち方ができているかどうかを、鏡でこまめにチェックする癖をつけていきましょう。159ページのような老けて見える姿勢になっていないかどうか、男性も女性もまずは自分の姿勢に意識を向けることが第一歩です。

さらに、背骨を強くして、背中の筋肉に力をつけるためには、160ページの「よつんばいで肘伸ばし」を行っていきましょう。普段曲げて使う肘を伸ばすと、めったに動かさない背中の筋肉がしっかり使われることを実感できます。もう一つの動きは、下半身を使うことで、お尻や背骨を支える筋肉にも力をつける162ページの「うつぶせで脚上げ」。背中やお尻に脂肪がつきがちな人も、すっきりと引き締まった背中に変わっていけますよ。

背骨のゆがみをリセット

骨盤揺らし

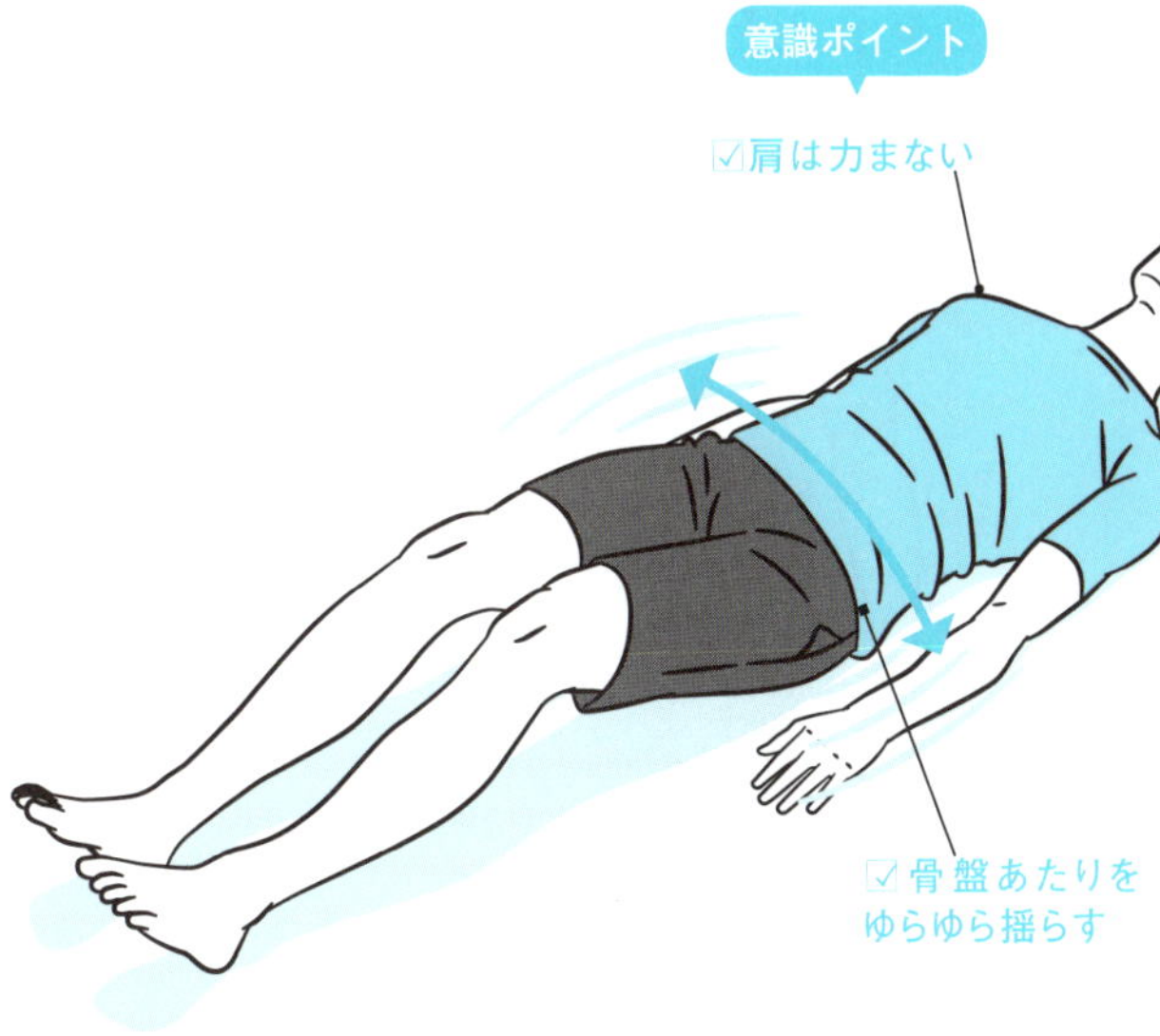
意識ポイント
☑肩は力まない
☑骨盤あたりを
ゆらゆら揺らす

ここをおさえて

普通に寝て、力を抜き、骨盤のあたりを揺らしながら、ゆらゆら体を動かす。夜行えば、日中に凝った背骨周りの筋肉と骨盤周りの筋肉がほぐれ、ゆがみをリセットできる。

鏡を見て、自分の体と向き合う習慣を

きちんと立つ

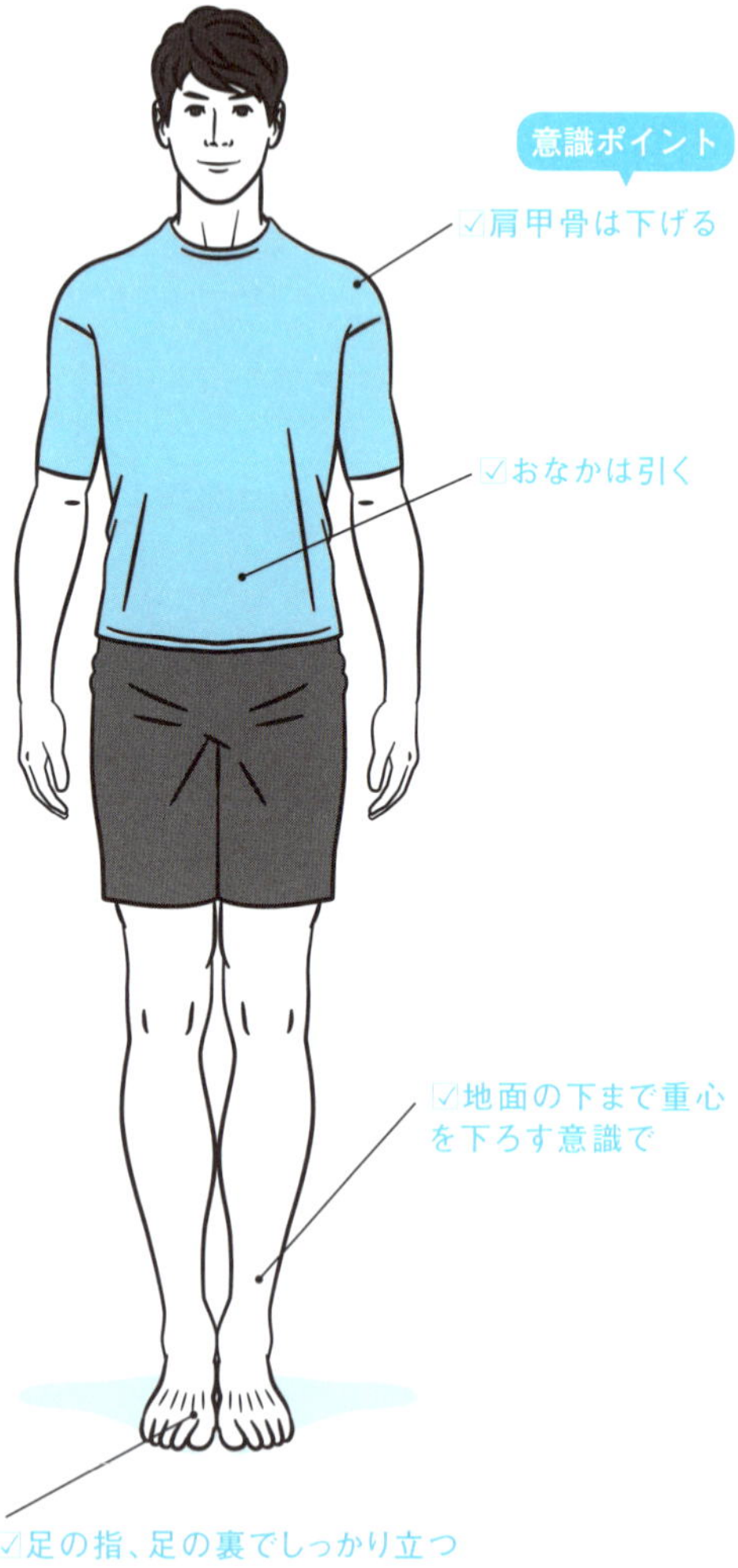

老けて見える姿勢

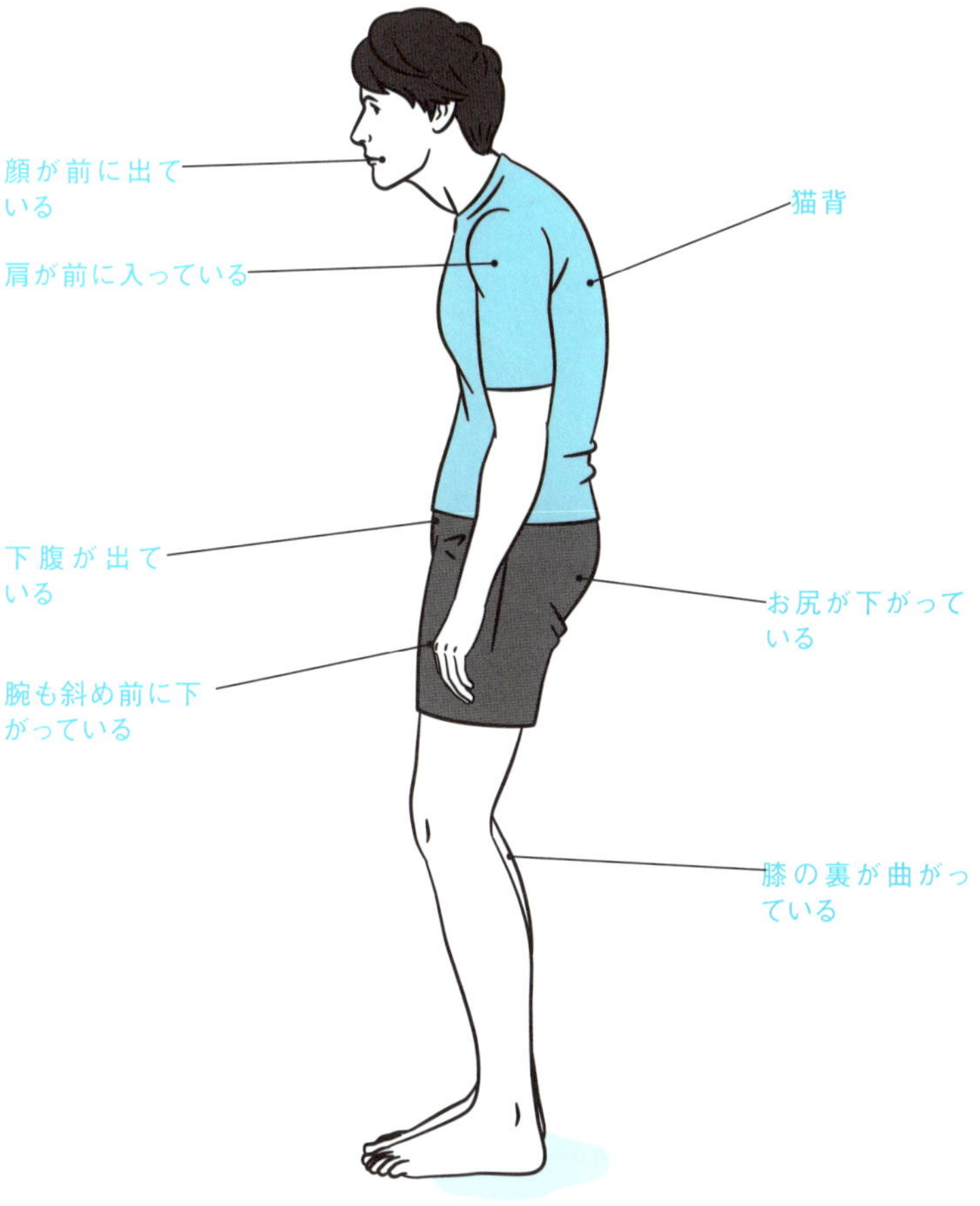
顔が前に出ている
猫背
肩が前に入っている
下腹が出ている
お尻が下がっている
腕も斜め前に下がっている
膝の裏が曲がっている

ここをおさえて

全身が映る鏡で、正面、横の姿勢を確認。肩が左右どちらかに傾いていたり、悪い姿勢のようになったりしていないか、チェックしよう。後ろ姿を、家族に見てもらうのもいい。

背筋に力をつけ、深い呼吸に

よつんばいで肘伸ばし

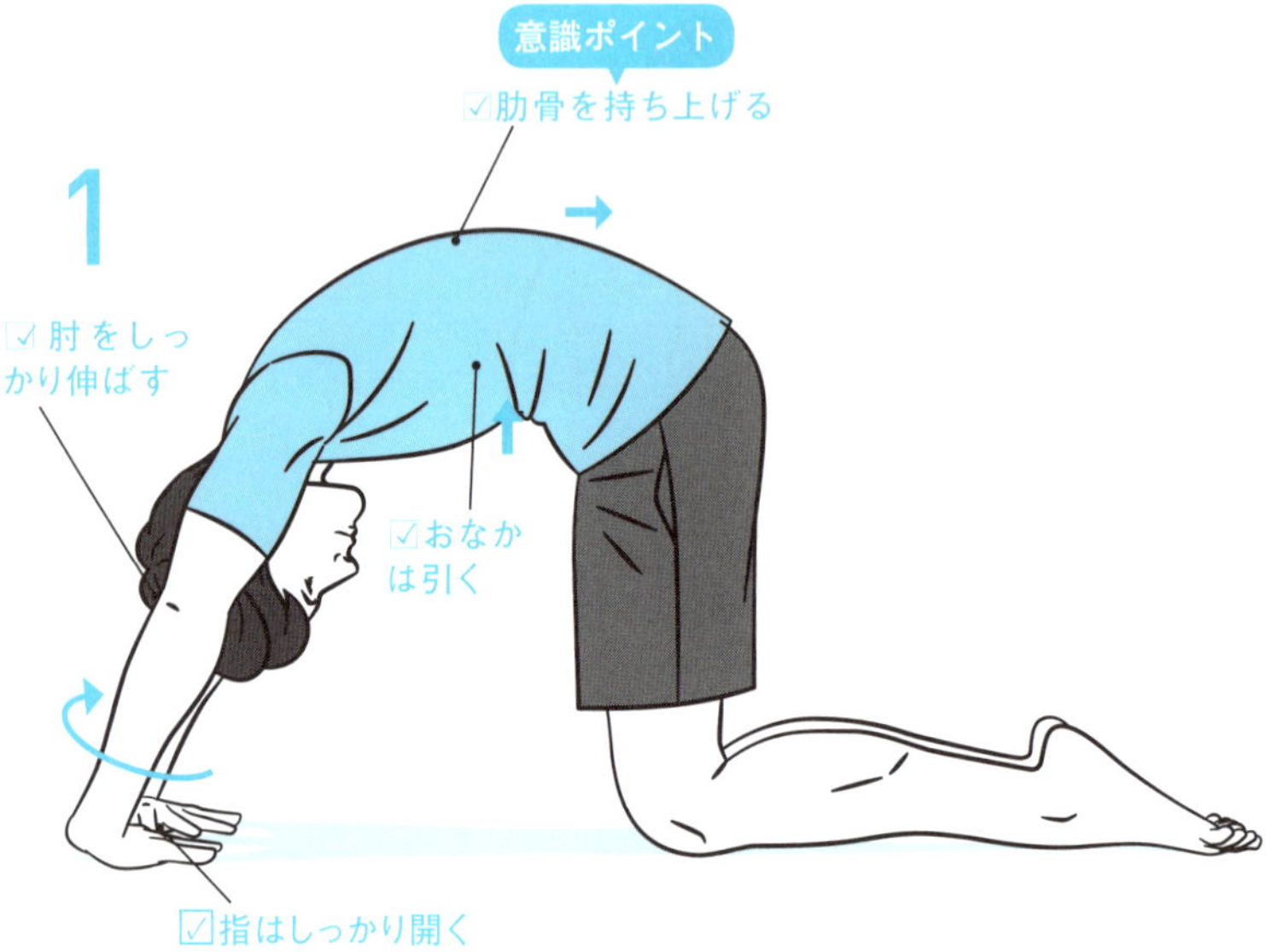
意識ポイント
☑肋骨を持ち上げる
1
☑肘をしっかり伸ばす
☑おなかは引く
☑指はしっかり開く

腕の内側から肘、胸につながる筋肉を意識する。

ここをおさえて

よつんばいになり、手を小指の方向に外側に回し、肘の内側を前にして肘を伸ばし、肋骨を持ち上げる。使っている筋肉をしっかり感じ取る。今度は肘の外側が前を向くように手を返し、腕から背中の筋肉を感じ取る。

2

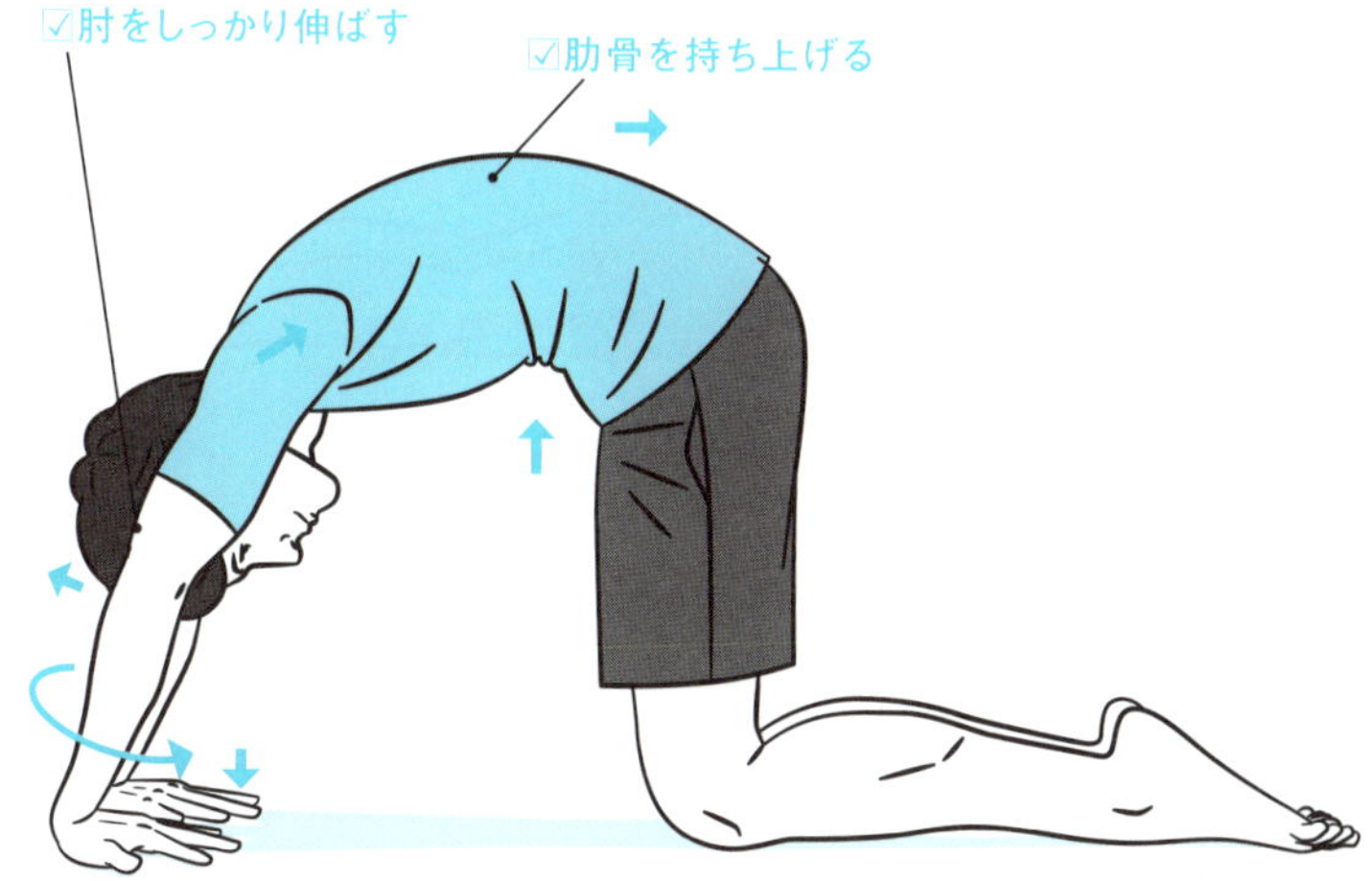

腕の外側から肘、背中につながる筋肉を意識する。

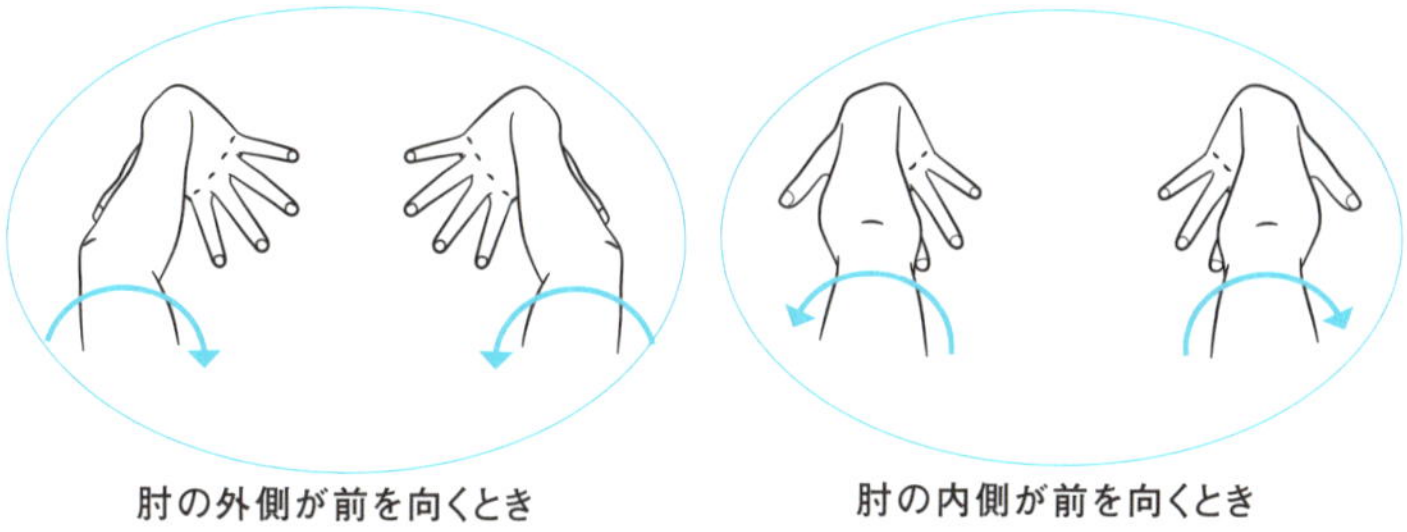

肘の内側が前に来るときも、肘の外側が前に来るときも、すべての手の指が真っすぐ顔のほうを向くように。肘を外側に回すときのバージョンは最初はきついが、だんだんと、指を真っすぐに返せるようになってくる。

背筋、背骨を強くし、自律神経のバランスも整う

うつぶせで脚上げ

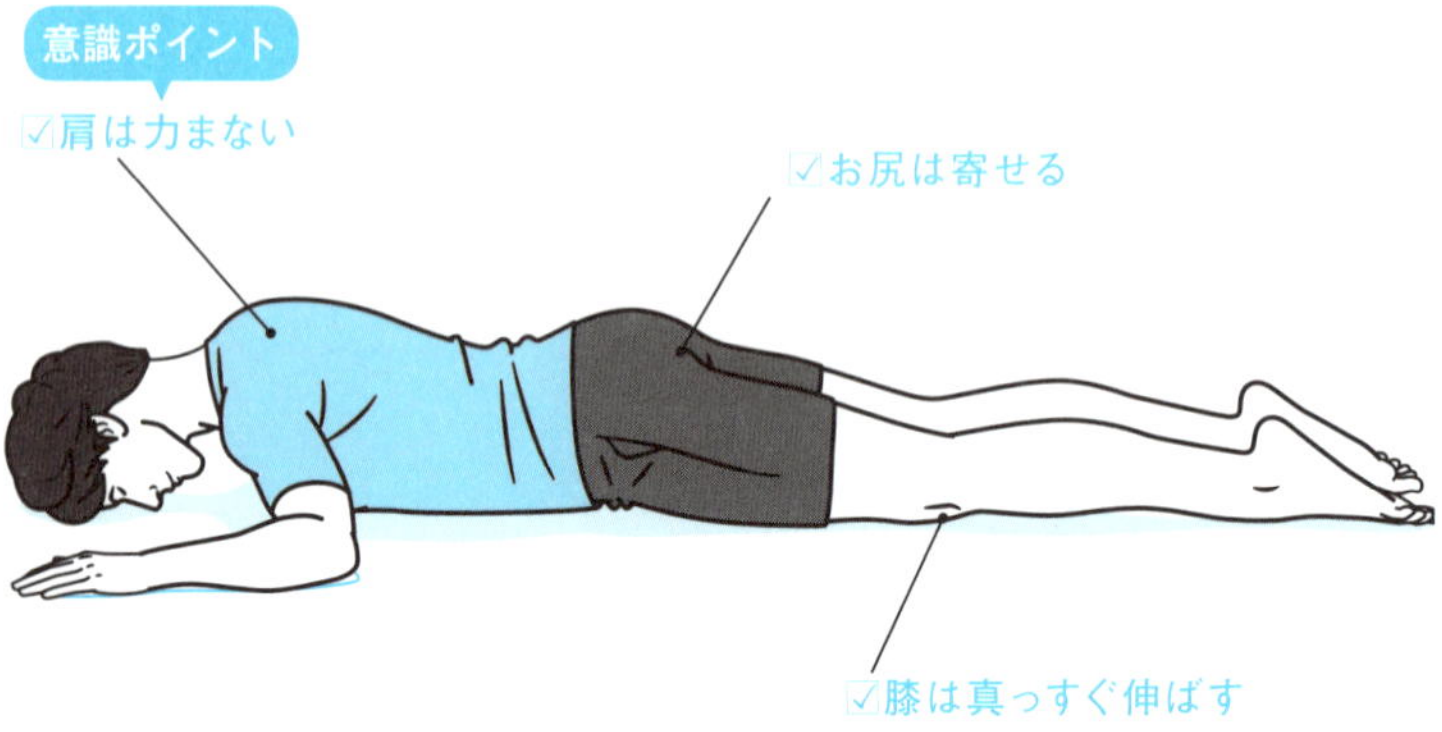
意識ポイント
☑肩は力まない
☑お尻は寄せる
☑膝は真っすぐ伸ばす

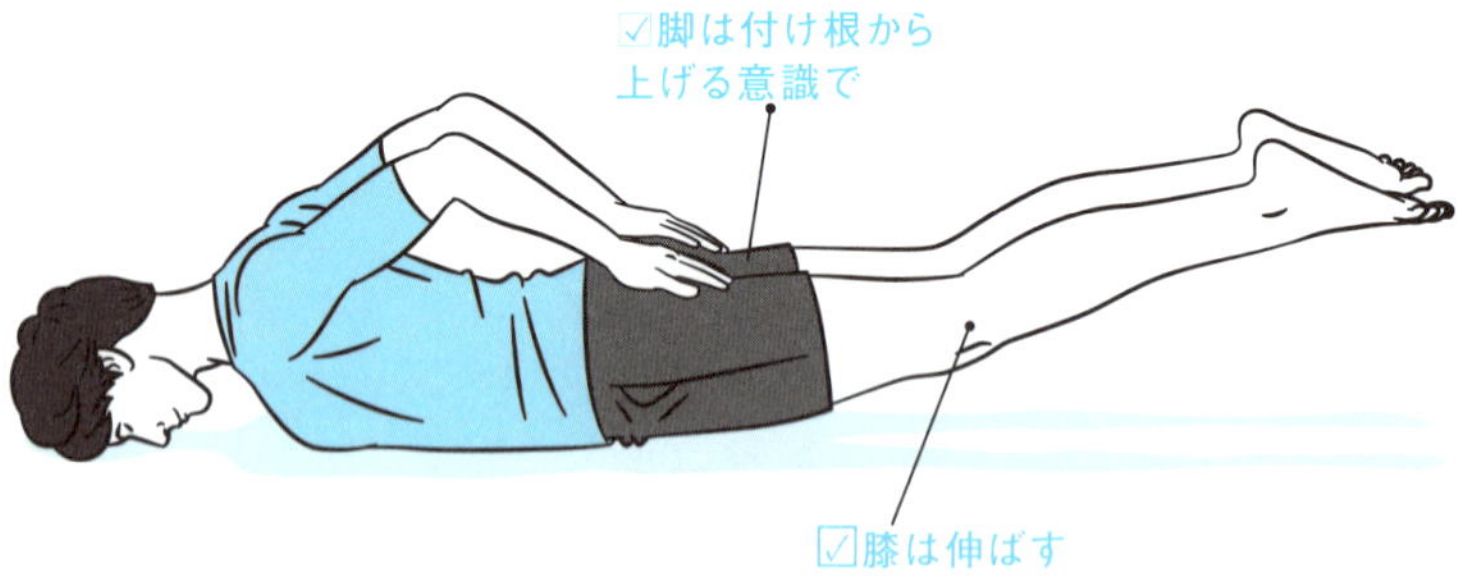
☑脚は付け根から
上げる意識で
☑膝は伸ばす

!ここをおさえて

手を顔の横に置き、おでこを床につけ、両脚をアップ。膝をきちんと伸ばすように持ち上げ、太もも、お尻、背中の筋肉を感じ取る。背中と下半身に力がつく。お尻を触って、使っている筋肉を感じ取る。

姿勢は内面を移す鏡。
肩甲骨を1㎜下げると背すじが伸び、
気持ちに〝力〟がつきます。

Chapter 2

Part 8 股関節の違和感

股関節が硬くなってきた？

CHECK LIST

最近、こんな経験ありませんか？

- □ 歩き始めに、ももの付け根に違和感がある
- □ 運動をした後、ももの付け根やお尻の横が痛い
- □ 腰の高さが左右で違う
- □ 段差があると、上がりづらい
- □ 小さい頃から、あぐらが苦手
- □ 靴下をはきにくい
- □ 足の爪が切りづらい

チェックリスト監修：整形外科医・カイロプラクター 竹谷内医院院長 竹谷内康修さん

3個以上✓が付いた人は、次のページへ！

カラダの悩み

股関節の違和感、放置してはダメですか？

チェックリストの結果は、いかがだっただろうか。股関節に痛みが出ないまでも、昔からあぐらが苦手、靴下をはくときにふらつく、足の爪が切りにくいという人も、実は股関節周りの筋肉が弱って硬くなっている可能性が大きい。

「股関節の違和感に加え、可動域の狭さ、股関節周りの筋力低下などの症状が重なっていくと、夜間にも痛みが出たりする変形性股関節症につながってしまう場合があります。40代以上の中高年世代、どちらかといえば、女性にこうした症状を訴える人が多いです」。整形外科医でカイロプラクターの竹谷内康修・竹谷内医院院長はこう指摘する。

股関節の不調は姿勢にも影響

正常な股関節では、丸い形をした大腿骨の骨頭が、臼蓋《きゅうがい》と呼ばれる骨盤側の丸いお椀状の部分にはまり、くるくると滑らかに動く（169ページの図参照）。ところが、変形性股関節症がある状態では、「臼蓋が小さ過ぎたり、変形したりすることによって、関節軟骨が少しずつ削れていき、違和感や痛みが生じます。女性は、男性に比べて、股関節の骨と骨のはまり方が浅いことが多いため、臼蓋形成不全となる例が多いのです」と竹谷内院長。

とはいえ、多忙な現役世代の場合、「股関節の違和感や痛みくらい、大したことない」と放置してしまう人もまだ少なくない。だが、痛みが強くなってから整形外科などを受診した際には、既に股関節が変形してしまった後ということも。そうなると、「痛みが夜間に出るとか、持続的な痛みが出るなどといった場合もあります。すると、痛みの影響できちんとした姿勢を保ちづらくなる。猫背になり、長い時間立ったり、きちんと歩いたりすることも次第に厳しくなっていきます」（竹谷内院長）。

歩き方の影響で膝に痛みが出ることも

股関節を発端に歩き方が小股になったり、姿勢が悪くなったりする影響から、膝への負担が増すこともある。そもそも加齢とともにさまざまな原因で、膝のクッション役となるはずの軟骨がすり減ってくる。そのため、歩くと膝に痛みが出る変形性膝関節症が年々増えており、疫学調査では、40代以上で男性43％、女性では62％にも達するという推定もある。「股関節の動きが悪く、運動不足で太ももの大腿四頭筋も弱くなり、軟骨がこすれやすくなっている中高年の人やO脚の人に多い」と竹谷内院長。

痛みは出ないまでも、正座ができないなども、よく見られるサインだ。「よくある膝に水がたまる症状は、太ももの軟骨がこすれて関節に炎症が起こり、膝関節の中に関節液がたまって起こる。そこから、O脚や痛みがひどくなっていく人もいます」（竹谷内院長）。

こうした股関節や膝の痛みを治療するには、ヒアルロン酸などの薬物療法や、痛みがひどい場合は手術という選択肢もある。だが、「関節や太ももなど、股関節周りの筋肉の機能をしっかり保つ運動療法を行うことで、痛みが治まる人もたくさんいます。病院任せにせず、股関節や膝は、自分で治すという意識を持つことがとても重要」と竹谷内院長はアドバイスする。

「痛みがあっても、痛みがないところから動かす」を信条に、多くの生徒さんたちの「自分で治す」力を引き出してきた菊池和子さんに、股関節・膝のケアについて聞いていこう。

股関節は、骨盤から大腿骨に斜めに
つながっている

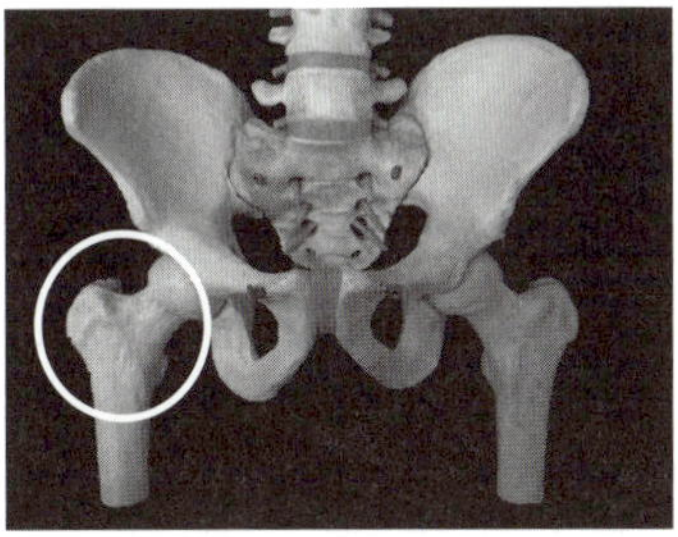

正常な股関節と、臼蓋のかぶさりが浅く、
股関節のはまりが悪い臼蓋形成不全

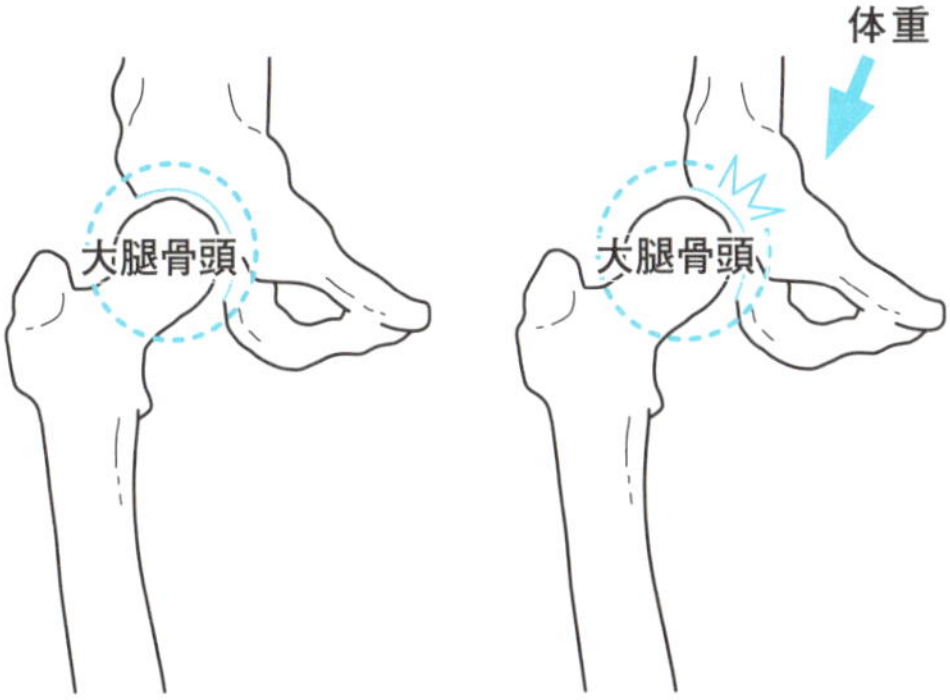

正常　　臼蓋形成不全

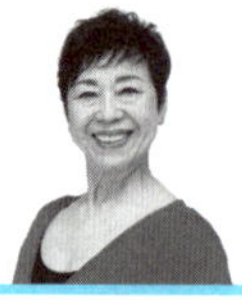

きくち体操はこう考える

股関節をしなやかに、お尻を強く⇓腹筋、太ももの筋肉が育ち、強い下半身に

股関節は、上半身と下半身とをつなぐ大切な接点。股関節に関係する筋肉の総量は、実は人体の関節のなかでも最大で、まさに体の要といえます。

この股関節が骨盤から斜めに大腿骨につながってくれているからこそ、私たちは立ったり、歩いたりという、日常に必要なさまざまな動作を不自由なく行うことができます。股関節の斜めになっている部分の長さ、角度、太さという絶妙な作りには、本当に驚かされるばかり。左右2つの股関節のポイントだけで、人間の重たい頭、腕、胴体、臓器も含めた、上半身すべての重みを支えているからです。

■もも の筋肉、腹筋、お尻の筋肉が股関節を守る

歩いたり走ったりするときに、股関節には体重の3〜5倍もの負荷がかかるそうです。

それだけの衝撃に耐えられる関節ではありますが、ももの前側の大腿四頭筋や内側の内転筋、腹筋、お尻の大臀筋《だいでんきん》など、股関節を支える多くの筋肉が複雑につながり合って、股関節を守ってくれている効果もとても大きいのです。

逆にいえば、これらのさまざまな筋肉が弱ってくると、股関節の動きが悪くなり、その結果、血流も悪くなって、骨盤内の内臓や膀胱《ぼうこう》などに不調が起きたり、男性では、前立腺の病気にもかかりやすくなったりしてしまいます。さらに、股関節に違和感や痛みを感じるようになると、歩いたり動いたりすること自体がおっくうになってしまいます。自ら足腰を衰えさせていく一方になったら、要介護状態の原因になるロコモティブシンドローム(運動器症候群)につながってしまうでしょう。

そのため、きくち体操では、「中高年世代になったら、一生颯爽《さっそう》と歩き続けるためにも、股関節を柔軟に保つことがとにかく大事!」とお伝えしています。

股関節の手術をした人でも取り組める

とはいえ、通って日が浅い生徒さんのなかには、股関節周りをしっかり使う開脚や、足首回しで太ももに足首をのせる動作が苦手だという方も少なくありません。日常的に、脚の付け根、股関節に違和感や痛みを覚えるという方も、結構いらっしゃいます。大腿骨頭の一部が血流障害によって壊死《えし》する「大腿骨頭壊死症」と診断され、股関節の痛みに悩まれていた方や、変形性股関節症で、片方の股関節を2度も手術されたという方などもいらっしゃいましたが、皆さん、自分で太ももや股関節周りなどを動かすことで、見事に痛みを克服されてきました。「以前は股関節が動きにくくて、階段を上るのがきつかったのに、きくち体操を続けることで、今では、駅の階段でもスイスイ上れるようになった」「少しでも教室通いをサボって動かさない状態が続くと、歩幅が狭くなっていき、転びやすくなるのが自覚できるので、歩く力を手放さないために通い続けている」などとおっしゃるるようになり、確実にご自分の力で、体を良くしていかれています。

普段、意識しないところを動かす

とはいえ、「教室に来る前は、股関節のことなんて、生まれてから一度も考えたことがなかった」と、恥ずかしそうに話された方もいらっしゃいます。普段、このように誰もがあまり意識しない場所こそ、しっかり動かすのがきくち体操の流儀です。違和感や痛みは、体が発してくれているサインかもしれません。股関節のしなやかさが失われていけば、膝は開いてO脚になっていきますし、背骨を支え切れず体にゆがみが出るし、内臓も下垂します。いつまでも柔軟な股関節を保つことは、若々しい体づくりの必修課目なのです。

お尻を強く

股関節の動きを良くするために、ポイントとなるのがお尻です。お尻の筋肉はどこも股関節につながっていて、股関節の柔軟さを支えています。

そのお尻の筋肉が弱くなり、股関節の動きが悪くなると骨盤もゆがみますし、全身の血流、リンパの流れにも影響します。実際、生徒さんたちの体を見てきて、足がむくみがち、ふくらはぎや膝が痛いという方に、お尻の筋肉がしっかりある人は少ないと実感しています。お尻が下がっている人は、見た目や姿勢が悪く見えるだけでなく、足腰や血管も弱らせてしまいます。日常生活から、お尻は常に「寄せて上げる」ことを意識すれば、自然にヒップアップにもなりますし、腹筋に力も入りやすくなりますよ。

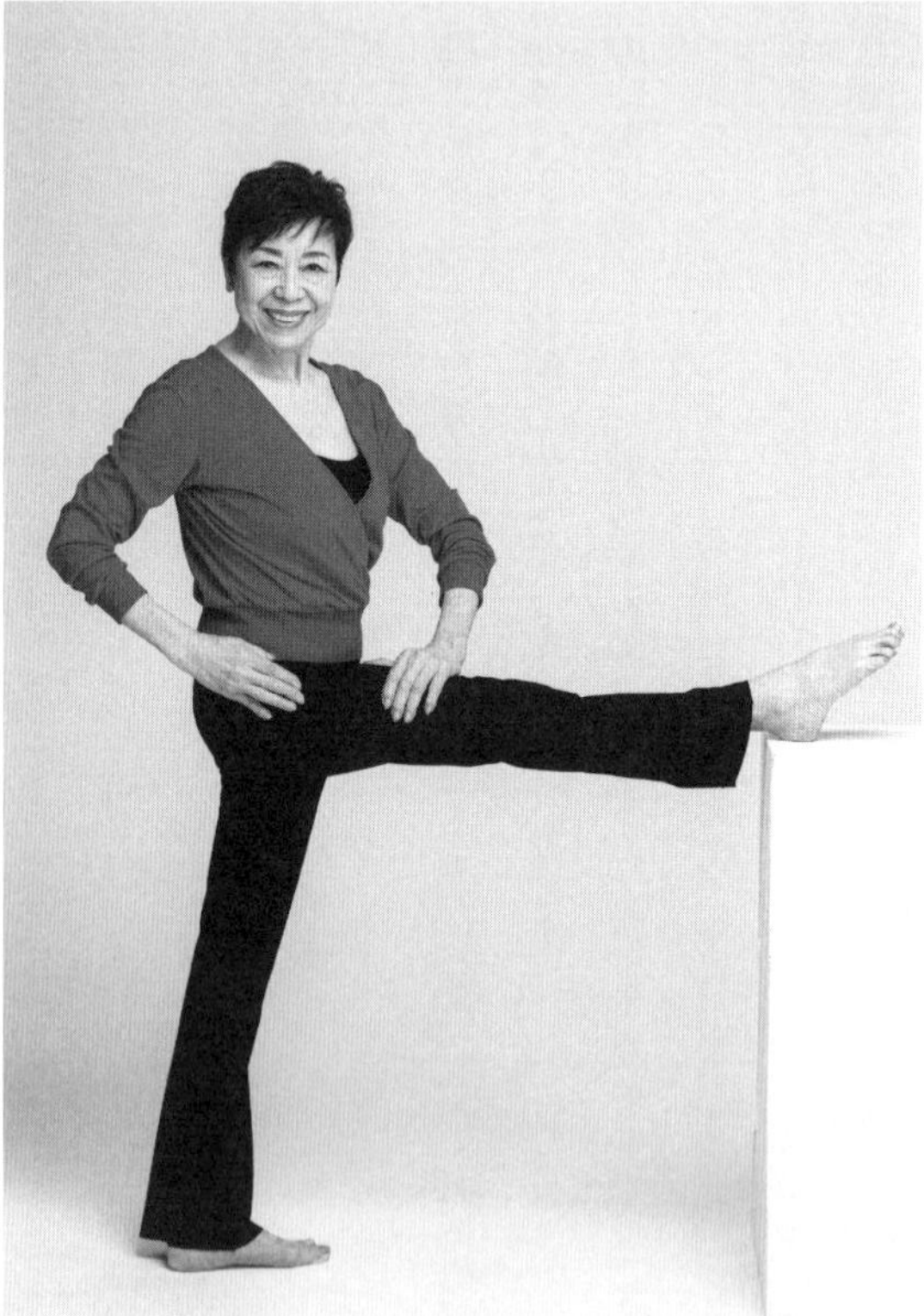

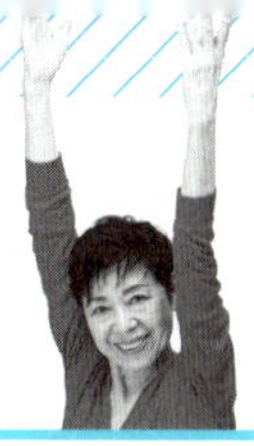

動いて
みましょう

股関節を大きくゆっくり回す 四股で下半身の強化も

股関節をしなやかに保つための一番のメソッドは、ずばり「寝て股関節回し」（176ページ）。あおむけに寝て、まず片方の脚を立て、逆側の脚を太ももから持ち上げて、ゆっくりと回していきます。意識は股関節に向けて、膝はしっかり伸ばします。外側、内側に、ゆっくり大きく。翌日は股関節周りや太ももが筋肉痛になる方もいますが、筋肉痛になるのはしっかり使えたという証拠。これに慣れてきたら、うつぶせに寝て、脚を上げて回す方法もお勧めです。あおむけで回すときとは違う筋肉を使っていることを、感じ取ってみてください。

もう一つは、「四股エクササイズ」（178ページ）。相撲の四股のような動きで、股関節や膝の周辺をはじめ、脚全体の骨、骨盤など下半身全体に力をつけることができます。

日常生活では、座るときにつま先を立てる動き（180ページ）を取り入れたり、背もたれを使わず、背すじを伸ばして座る癖をつけるだけでも、股関節に力をつけることができます。普段の生活から、しなやかな股関節を育てていきましょう。

しなやかな股関節を取り戻す

寝て股関節回し

1

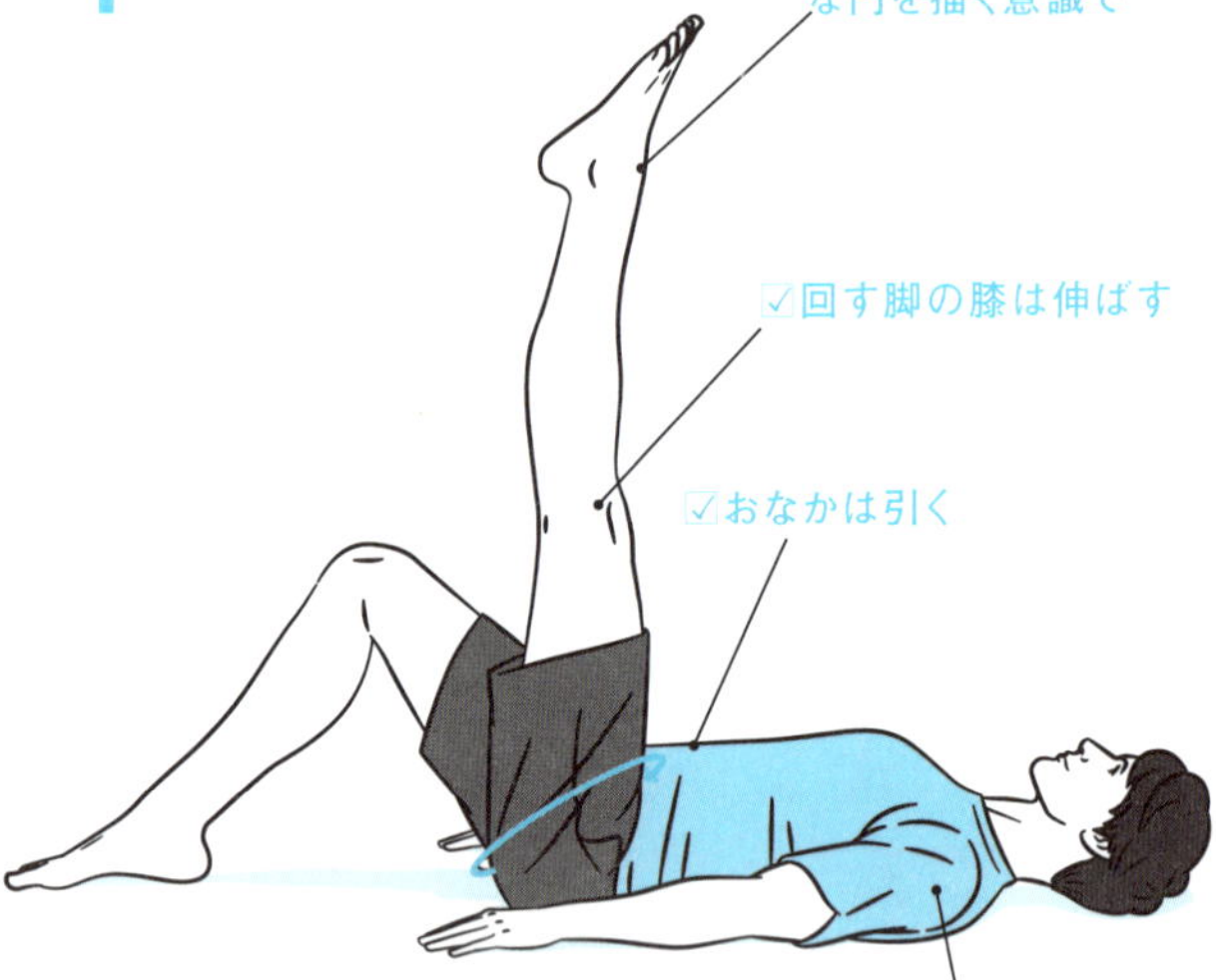
意識ポイント
☑ゆっくり丁寧に、きれいな円を描く意識で
☑回す脚の膝は伸ばす
☑おなかは引く
☑肩は下げる

ここをおさえて

あおむけに寝て、脚をももから持ち上げ、付け根から丁寧に大きく回していく。意識は股関節に集中。腹筋、お尻など、股関節を支える筋肉全体に力がつく。

2

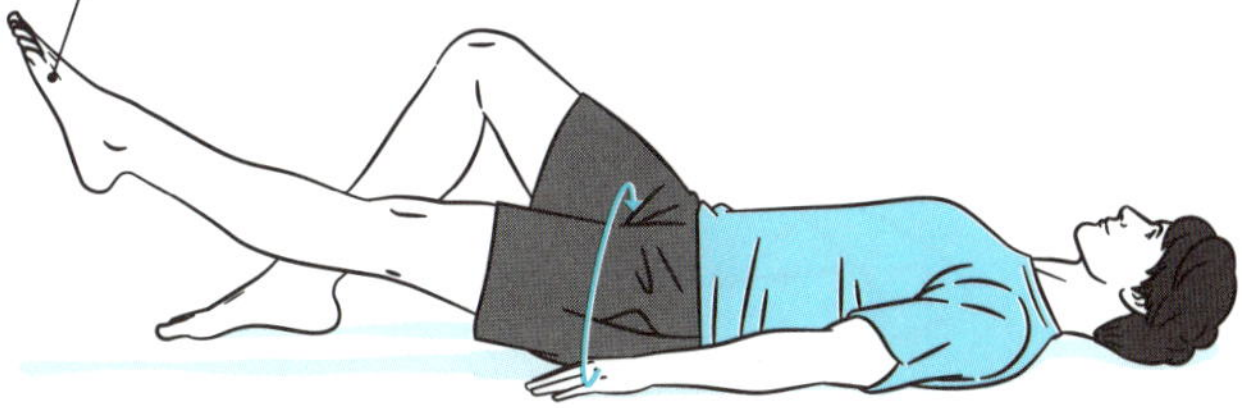
☑なるべく床ぎりぎりを
通るように大きく回す

アレンジ　うつぶせバージョンも

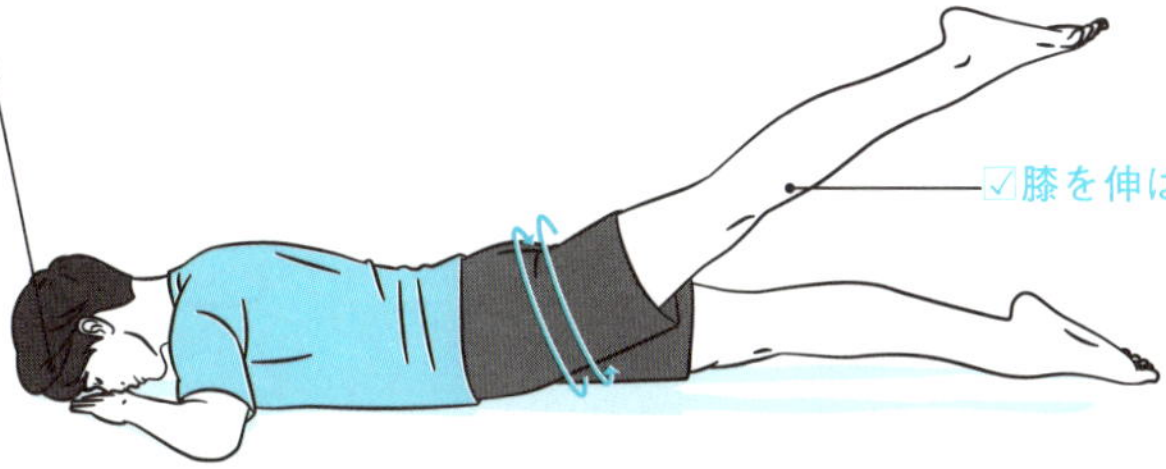
☑おでこは床につける
☑膝を伸ばす

股関節、お尻など下半身を強くする

四股エクササイズ

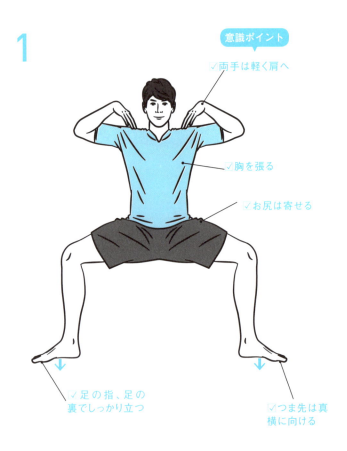

1

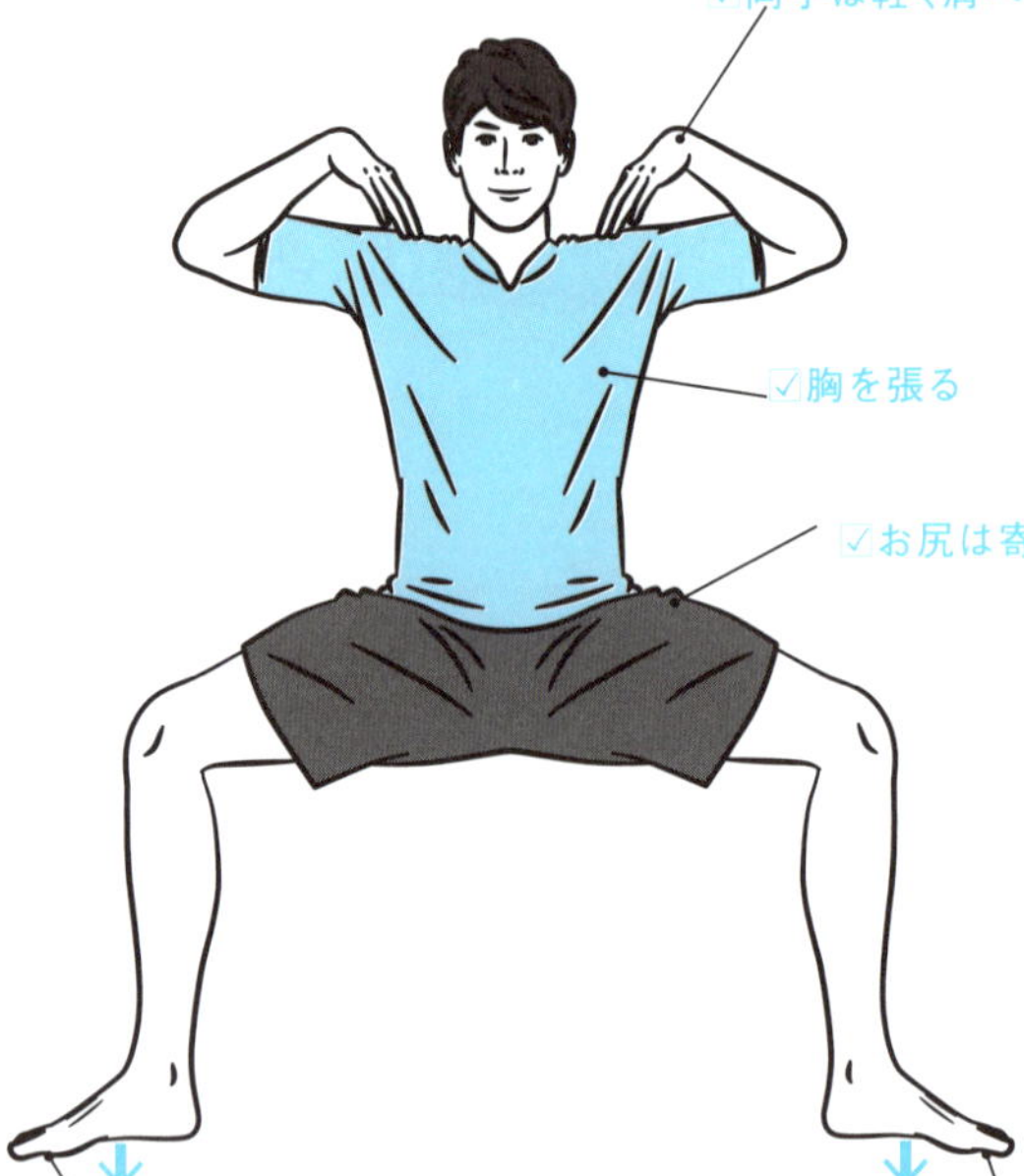
意識ポイント
☑両手は軽く肩へ
☑胸を張る
☑お尻は寄せる
☑足の指、足の裏でしっかり立つ
☑つま先は真横に向ける

！ここをおさえて

足の指と足の裏で床をしっかり捉え、お尻を真下に下ろしていく。両手の指を軽く肩にのせると、バランスを取りやすい。最初はぐらぐらしても力がついてくれば、しっかり止まるようになるので、大丈夫。

2

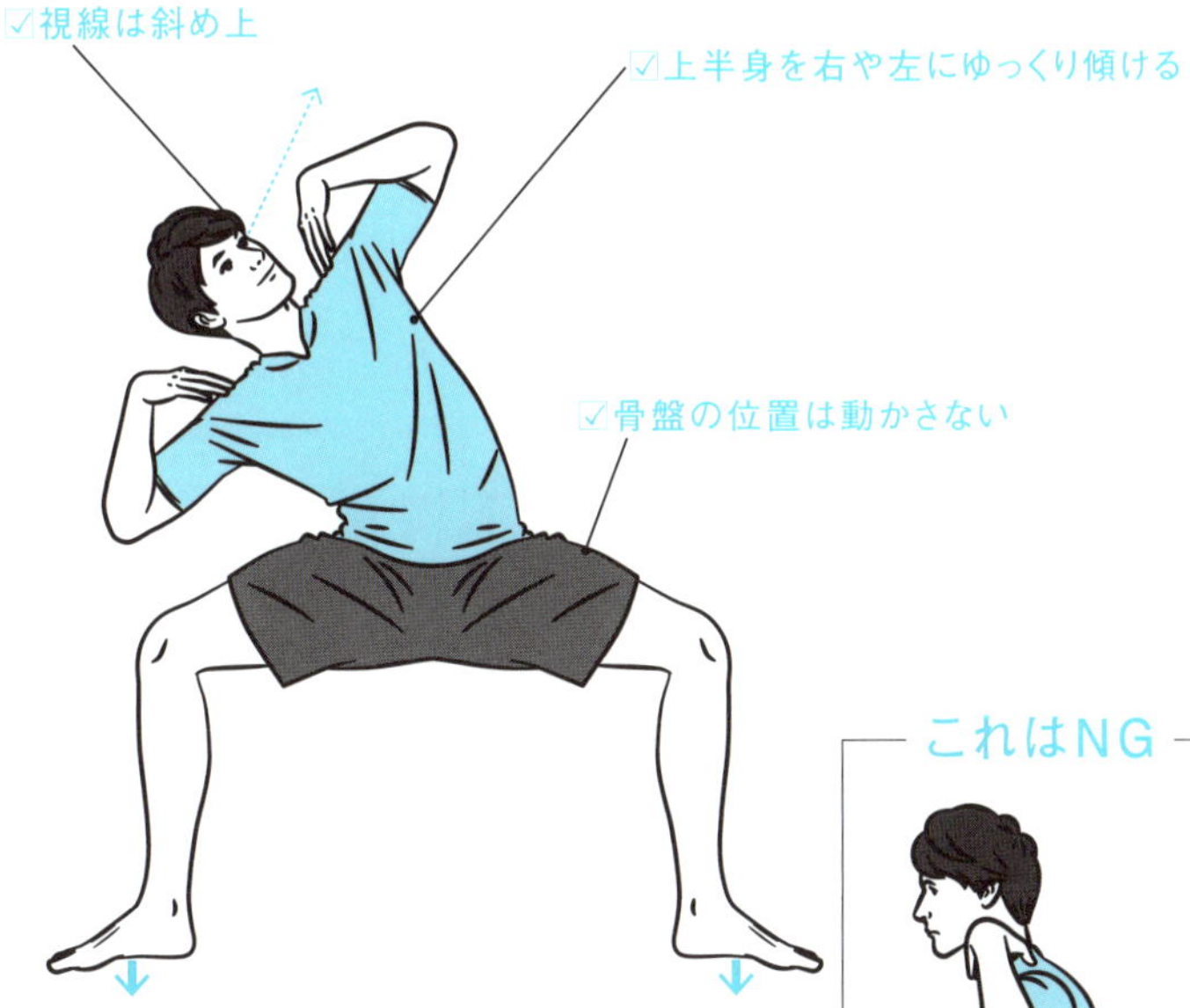
☑視線は斜め上
☑上半身を右や左にゆっくり傾ける
☑骨盤の位置は動かさない

これはNG

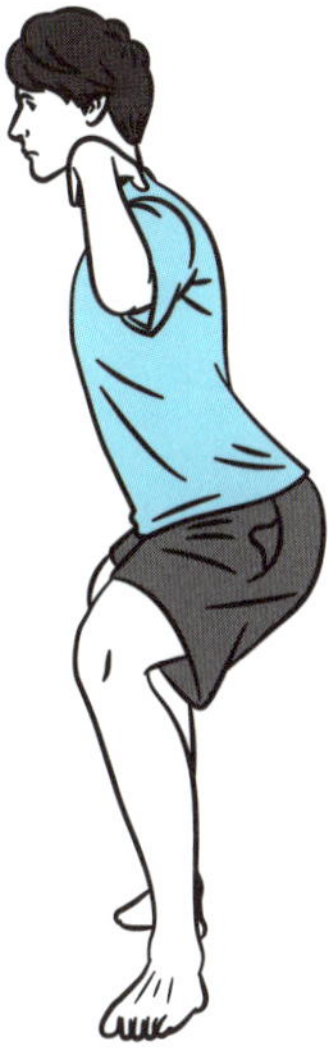

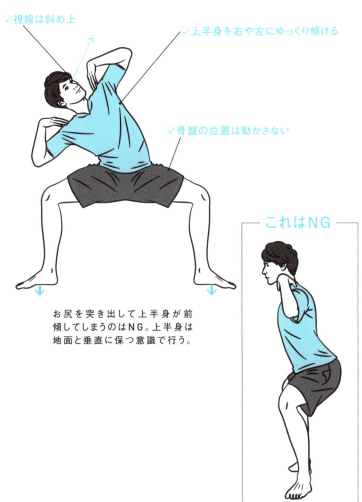

お尻を突き出して上半身が前傾してしまうのはNG。上半身は地面と垂直に保つ意識で行う。

下半身の血流改善に

椅子でつま先トントン

意識ポイント
☑もものカ、股関節を感じながら
☑両足をそろえる
☑背もたれから、拳1つほど空けて座る

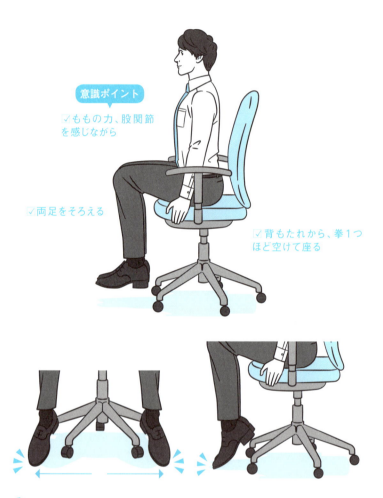

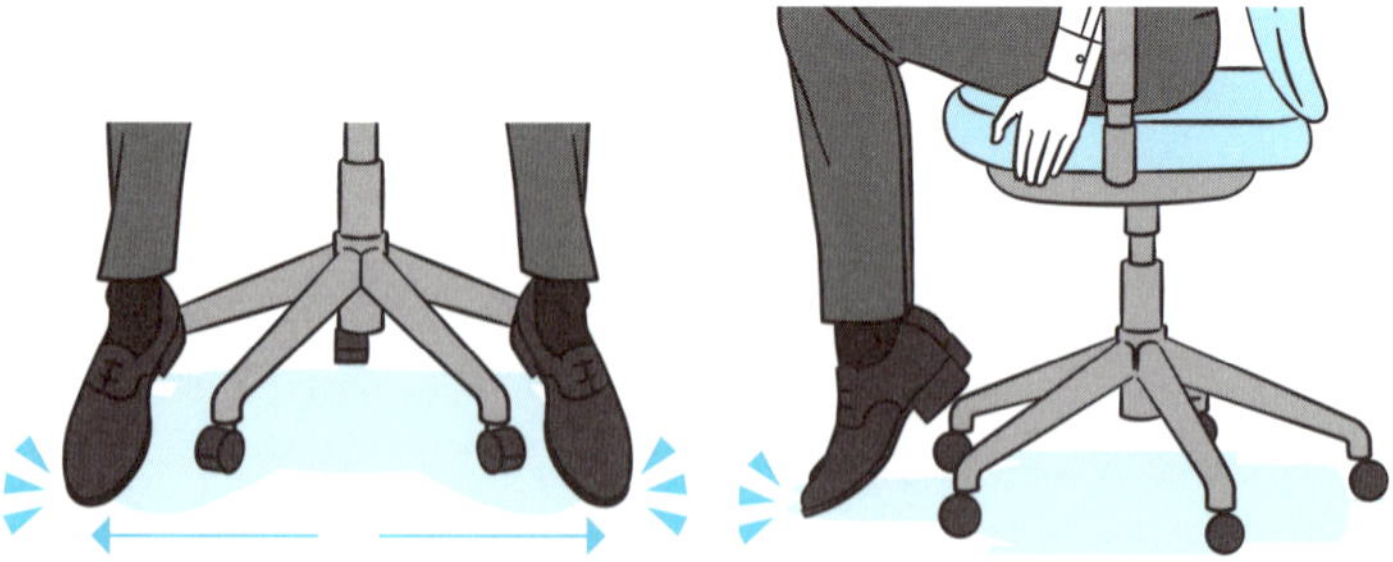

ここをおさえて

座面に軽く手をつき、ももを上げ、つま先でトントンたたく。足を開いて、横に3回、前後に3回。難しい場合は、片足から始めてもOK。

きくち語録

太い血管は、体の幹線道路。意識を向けて体を動かして刺激すると、血流が改善し、冷えが吹き飛びます。

医師コラム

心身が衰えるフレイル、筋肉が減るサルコペニアにご注意

超高齢社会の日本は、2018年を境に後期高齢者の人口が前期高齢者の数を上回った。25年には、団塊世代が後期高齢者に達する「2025年問題」にも直面する。

後期高齢期の健康を守る上でキーワードとなるのが「フレイル」。Frailty（虚弱）に由来した言葉で、加齢によって心身が衰えた状態を指す。（1）体重減少（2）疲労感（3）動作が緩慢（4）筋力が低下（5）身体活動が低下——の5つのうち、3つ以上が当てはまるとフレイル、1つでも当てはまると前段階のプレフレイルと診断される。

フレイルは骨折や転倒などを招き、寝た切りや要介護の原因になることから、近年、老年医学分野で注目されている。「現役世代にはまだ早い話ですが、70代以上の親世代などが3カ月間で体重が5％以上減ったり、わけもなく疲れを感じたりするようなら、フレイルを疑い、早めに医師に相談してほしい」。慶應義塾大学医学部百寿総合研究センターの新井康通専任講師はこうアドバイスする。

フレイルには身体的フレイルのほか、うつや認知症などの精神・心理的フレイル、閉じこもり、孤食などの社会的フレイルという概念もあり、それらが重なり合って生活の質ＱＯＬに影響を及ぼすのがやっかいなところだ。

身体的フレイルの中核症状とされるのが、筋肉の減少を意味する「サルコペニア」。筋肉が減ることで筋力が衰え、歩行速度が落ちたり、転倒が増えたり、要介護につながったりするため、高齢期のＱＯＬを悪化させる。筋肉が減ると、インスリンの働きが低下し、血糖値のコントロールが難しくなったり、身体活動も減るため動脈硬化が進んだり、心血管疾患のリスク増加を招いてしまうことも。

40代からも気を付けたいのは、筋肉が減り、脂肪が増える「サルコペニア肥満」。高血糖が気になる人は、特に筋肉の減少に気を付けたい。

（文・新村直子）

Chapter 2

Part 9 尿トラブル

頻尿、尿漏れ…困った!

CHECK LIST

最近、こんな経験ありませんか？

- □ トイレに行く途中で漏れる
- □ 尿をする回数が多い
- □ 夜間に1回以上トイレに起きる
- □ 急に尿がしたくなって、我慢が難しいことがある
- □ 我慢できずに尿を漏らすことがある

チェックリスト監修：アンチエイジング専門医療施設 満尾クリニック院長 満尾 正さん

3個以上✔が付いた人は、次のページへ！

カラダの悩み

中高年世代はどうして頻尿になるのですか？

トイレに行く回数が多い、夜中に1回以上トイレに起きる、我慢できないほど急にトイレに行きたくなる…。中高年世代になると、こうした尿トラブルに悩む人が少なくない。日本排尿機能学会が全国の40歳以上の男女を対象に行った疫学調査（２００３年）によると、夜間頻尿がある人は４５００万人、尿漏れがある人は１０００万人と推定された。男女で見ると、尿漏れがある男性は18％だったのに対して、女性はその2倍以上の44％に上っている。

最近、注目されているのが過活動膀胱《ぼうこう》という病気だ。膀胱に尿が十分にたまっていないのに、勝手に膀胱が収縮してしまう。我慢できずに漏れてしまうこともあり、日中8回以上トイレに行ったり、夜中にも1回以上トイレに起きる。原因はさまざまで、加齢による膀胱機能の衰えのほか、脳・神経や脊髄《せきずい》の病気が原因となる場合もある。

咳やくしゃみで漏れる、急に尿意が……

一方、尿漏れには、次の4つのタイプがある。

①腹圧性尿失禁―重い荷物を持ち上げたとき、咳《せき》やくしゃみでおなかに力が入ったときなどに尿が漏れてしまうタイプ。女性の尿失禁で最も多いのがこれ。尿道括約筋《かつやくきん》を含む骨盤底筋群が緩むのが原因。加齢や出産が契機になることもある。

②切迫性尿失禁―外出時などに急に尿がしたくなり、我慢できず漏れてしまうタイプ。脳血管障害などが原因で、排尿コントロールがうまくいかなくなる場合もあるが、原因が不明で、膀胱が勝手に収縮して起こる場合も多い。男性では前立腺肥大症、女性では膀胱瘤《りゅう》や子宮脱などの骨盤臓器脱も原因になる。

③溢流性《いつりゅうせい》尿失禁―尿を出したいのに出せない、でも少しずつ尿が漏れてしまうタイプ。前立腺肥大症などによる排尿障害が前提にあるので、男性に多い。直腸がんや子宮がんの手術後などに、膀胱周囲の神経の機能低下によって起こる場合もある。

④機能性尿失禁―排尿機能は正常なのに、身体運動機能の低下や認知症が原因で起こるタ

イプ。歩行障害のためにトイレまで間に合わない、認知症のためにトイレで排尿できないケースなど。介護や生活環境の見直しを含めての対応が必要。（出典：日本泌尿器学会）

4つのタイプのうち最も多いのは、「①腹圧性尿失禁」と「②切迫性尿失禁」。これらの主な原因とされるのが骨盤底筋の緩みだ。骨盤内にある膀胱、子宮、直腸などの臓器を支えている筋肉、骨盤底筋が加齢や閉経によって弱くなる。なかには肥満で内臓が重くなったために、骨盤底筋が緩んでしまう人もいるという。

前立腺肥大が原因の場合も

「男性の場合はこれに加え、前立腺肥大も、頻

骨盤底筋は膀胱や子宮、直腸を支えている

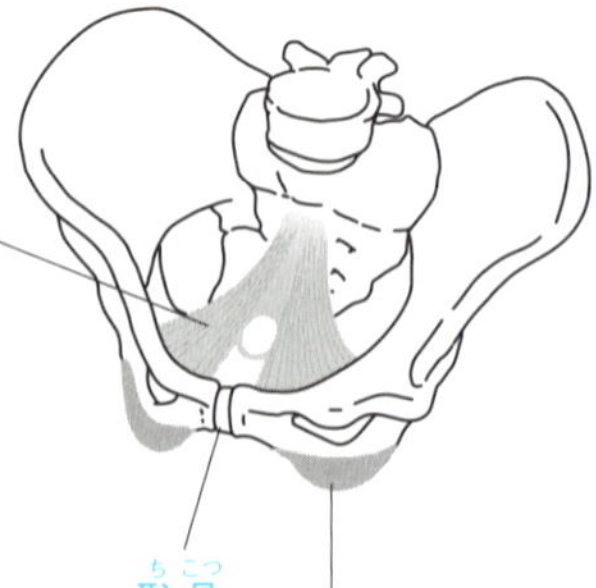

尿など尿トラブルの原因になります」と、アンチエイジング治療に詳しい満尾クリニックの満尾正院長は指摘する。男性特有の臓器「前立腺」が加齢に伴って、徐々に肥大するのが前立腺肥大症。前立腺は尿の通り道になる尿道を取り囲んでいるため、前立腺に圧迫され、尿道から尿が出にくくなる。ちなみに、前立腺肥大は50代でほぼ半数、60歳代では6割ほどの人に症状が出るとされるが、良性であるため、治療が必要となるのは、その4分の1程度といわれる。

一方、前立腺肥大症に併発することもある前立腺がんも近年、日本で患者数が増えている。厚生労働省の2019年1月の報告では、16年に全国で新たに前立腺がんと診断された延べ患者数は約8万9717人。男性のがん患者数で

正常な前立腺と前立腺肥大症との違い

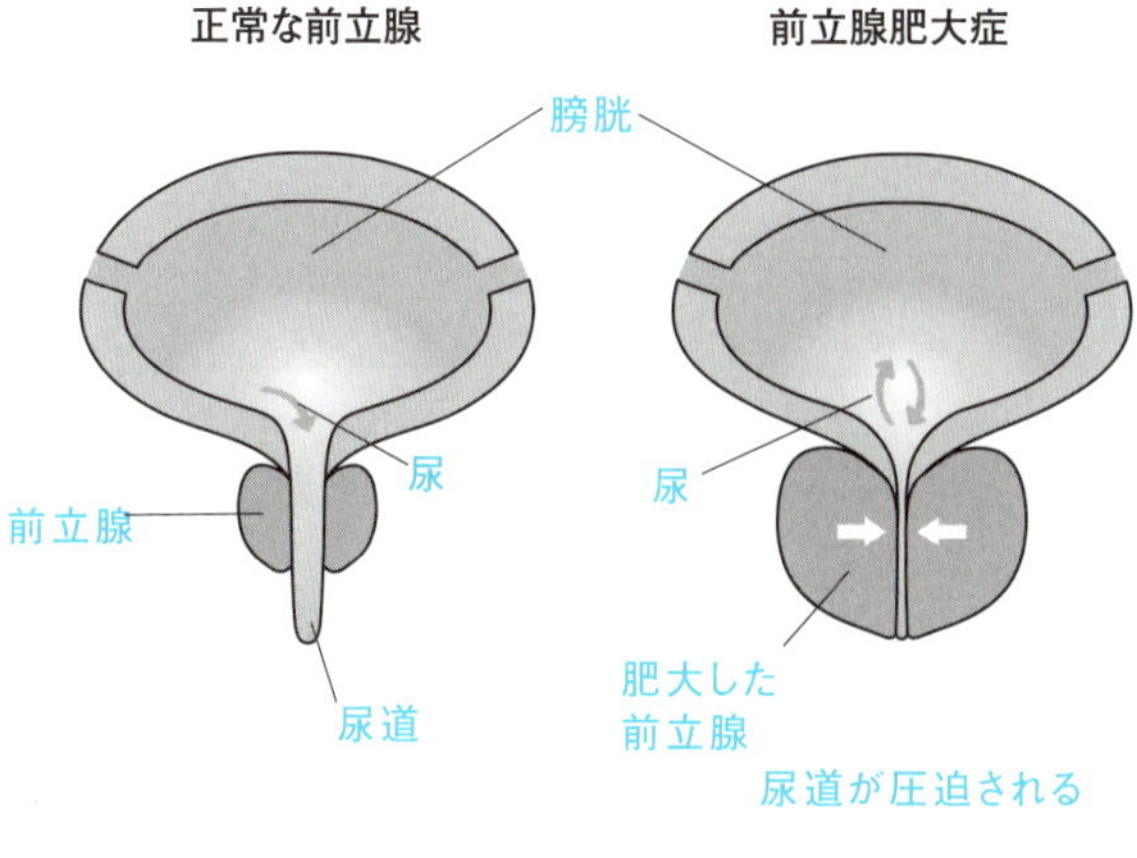

第2位となった。さらに20年以降は、男性のがんでトップになることが予想されている。増えている原因としては、「乳製品や牛肉の摂取など、食の欧米化の影響が指摘されています」と満尾院長。実際、厚生労働省と国立がん研究センターが4万3000人を対象とした大規模調査では、牛乳やヨーグルトなど乳製品の摂取量が最も多い群の前立腺がんリスクは、最も少ない群の1・5～1・6倍で、摂取量が増えるほどリスクが高くなるという報告もある。「前立腺がんは、前立腺から漏れるたんぱく質の血液中の量を調べるPSA検査によって、早期発見が可能になりました。気になる人は、健康診断や人間ドックのオプションなどで検査を受けてみるといいでしょう」(満尾院長)。

尿トラブルを招く骨盤底筋の緩みや前立腺肥大の悩みを、体操で解決することはできるのだろうか。「対策には、腹筋と股関節周りに力をつけることが大切」だと話す菊池和子さんに早速、メソッドを教わっていこう。

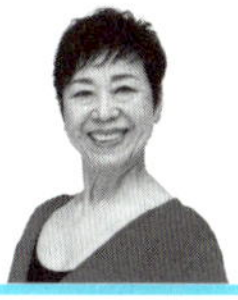

きくち体操はこう考える

腹筋、股関節周りに力をつける
⇓
内臓が下垂しない体に

頻尿、尿漏れ、トイレの悩みは何かと煩わしいものですね。「夜間に何度もトイレに起きるから寝た気がしない、もう諦めているけど…」「トイレが心配で、旅行に出る気がしない」という話もよく聞きます。それぐらい、頻尿や尿漏れに悩んでいたという生徒さんは珍しくないのですが、教室に通って、体を動かし始めてからは、「夜、トイレに起きることがなくなり、ぐっすり眠れるようになった」「トイレの回数が減った」という方が多く、なかには「出産後の30代から20年以上も悩んでいた尿漏れが、60代できくち体操を始めて2年ほどで治った」という、うれしい報告をいただくこともあります。

私は85歳になりましたが、夜中にトイレに起きることはありません。本来はそれが当たり前のことだと思います。そのために意識してきたのは、腹筋と股関節周りの筋肉を弱らせないということです。尿のトラブルを抱えている方の多くは、膀胱を収縮させて排尿をコントロールする筋肉のみに限らず、その働きをきちんと支える腹筋や、骨盤底筋、股関節周りの筋肉も弱らせているからです。
おなかにはたくさんの臓器が収まっています。それらの臓器自体も弱まり、しかもその臓器を支えている筋肉も弱まって、下垂した臓器に負担がかかり、さらに脂肪の影響でその働きが衰えてしまっているのです。骨盤底筋はもちろん大切ですが、尿トラブルだから骨盤底筋だけ鍛えればいい、ということではありません。内臓を支える腹筋、股関節周りの筋肉をしっかり育てることがとても重要なのです。

骨盤底筋は横隔膜や腹横筋などと一緒に体幹を支える

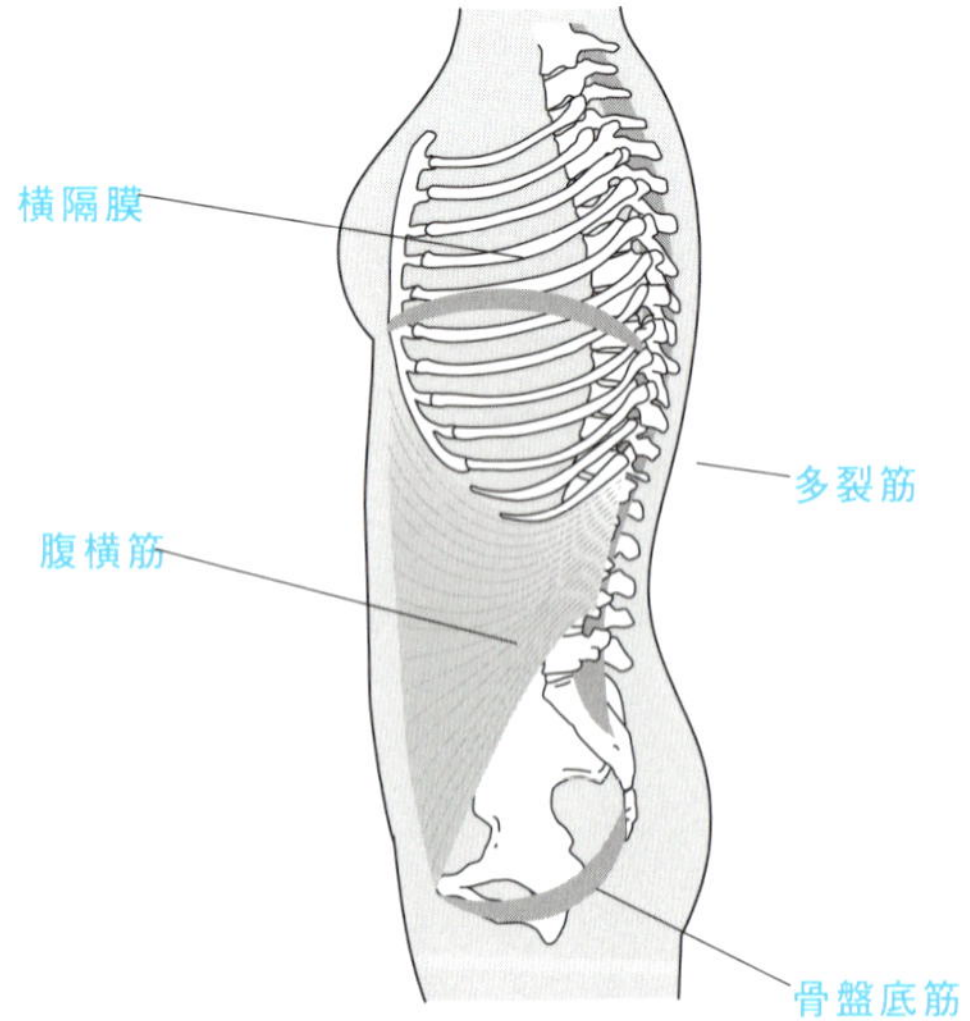

内ももの筋肉を弱らせない

股関節周りと併せて大切なのが、太ももの内側の筋肉、内転筋です。内ももなんて、意識したこともないという方もいるかもしれませんが、実は頭や背骨を支え、真っすぐに立つための大切な筋肉。骨盤を安定させる働きも担っています。特にO脚気味の人は要注意。内ももが弱っていきます。ここを弱らせたら、老いが始まるというぐらい、大事な場所と考えてください。男性の場合は、内ももや股関節周りの筋肉をしなやかな力のある筋肉に育てておくことで、前立腺肥大の予防になります。

もう一つ、尿トラブルがここまで多い理由としては、生活様式の変化が挙げられます。椅子の生活になり、床に座ったり、立ったりすることがなくなり、車やエレベーター、エスカレーターを使うようになり、知らず知らずのうちに大きな筋肉を弱らせてしまっているのです。その結果、若い人でも股関節周りが硬くなったり、骨盤底筋が弱ったりしている人が増えたように思います。そんな時代の変化も頭に入れ、日常生活から意識的に体を動かしていかなければならない時代に生きていることを認識してほしいと思います。

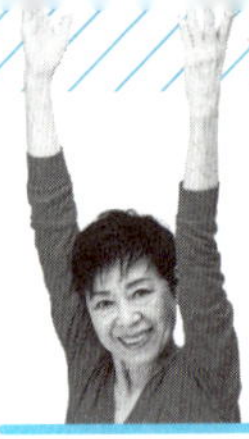

動いてみましょう

内ももに力をつける開脚をお尻の筋肉を寄せる習慣をつける

尿トラブル対策にぜひ試していただきたいのが、先ほどもご説明した内もも、内転筋に力をつける動き、「開脚」（196ページ）です。開脚なんて夢のまた夢、という方でも大丈夫です。大きくべたっと開くことが目的ではなく、日常生活にない動きをすることに意味があります。まず、自分の開脚できる範囲で座り、膝の内側、足の親指側を床につけるように意識を。内ももを手で触ったりして、内ももが使われていることを脳で感じ取ることが大切です。

そこを使いたいという気持ちで行うことで筋肉は育っていきます。初めは30㎝しか開かなくても、脚の内側を使うことで骨盤や背骨にも刺激が伝わるので、ホルモンバランスや自律神経も整っていきます。更年期症状がつらい方にもお勧めですよ。

基本の「おへそを見る腹筋」（29ページ）ももちろん大切。普段からいつでもおなかを引き、お尻の筋肉を寄せる習慣をつけましょう。腹筋とお尻の両方を育てることができます。

内臓を引き上げる気持ちで

お尻の筋肉を寄せる

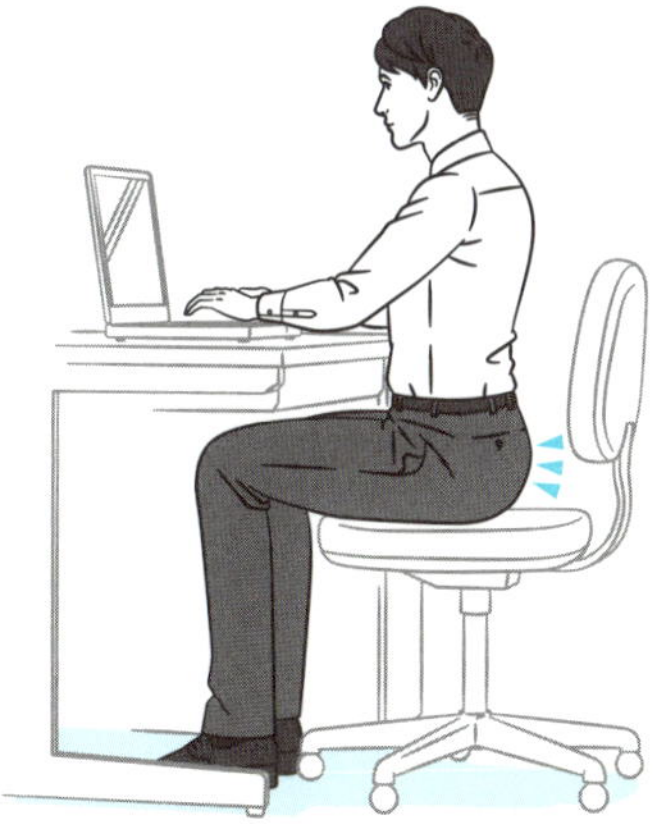

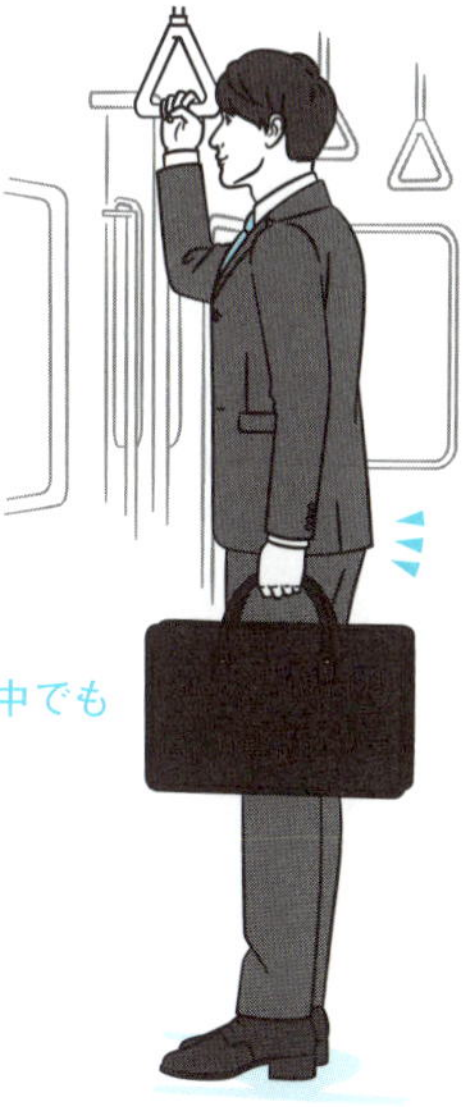

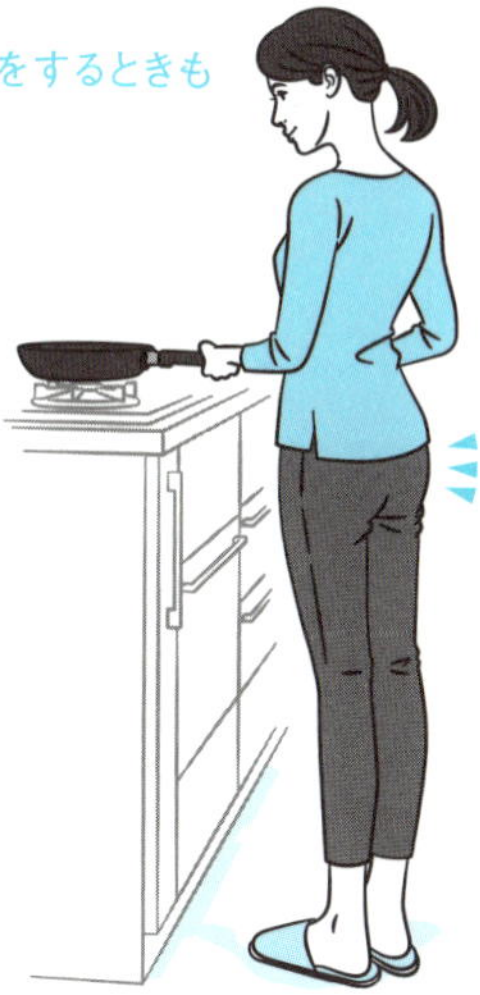

！ここをおさえて

日常生活において気が付いたときにいつでも、「お尻の筋肉を寄せる」習慣を。おなかを引くのと同じぐらい、意識を向けて行おう。

尿漏れ、前立腺肥大予防に

開脚

ここをおさえて

まずは、自分ができる角度から開いてみる。内もも、膝の内側が使われていることを、“脳で”感じ取ることが一番大切。形ではないため、頑張り過ぎないで、じっくりと行っていく。

1

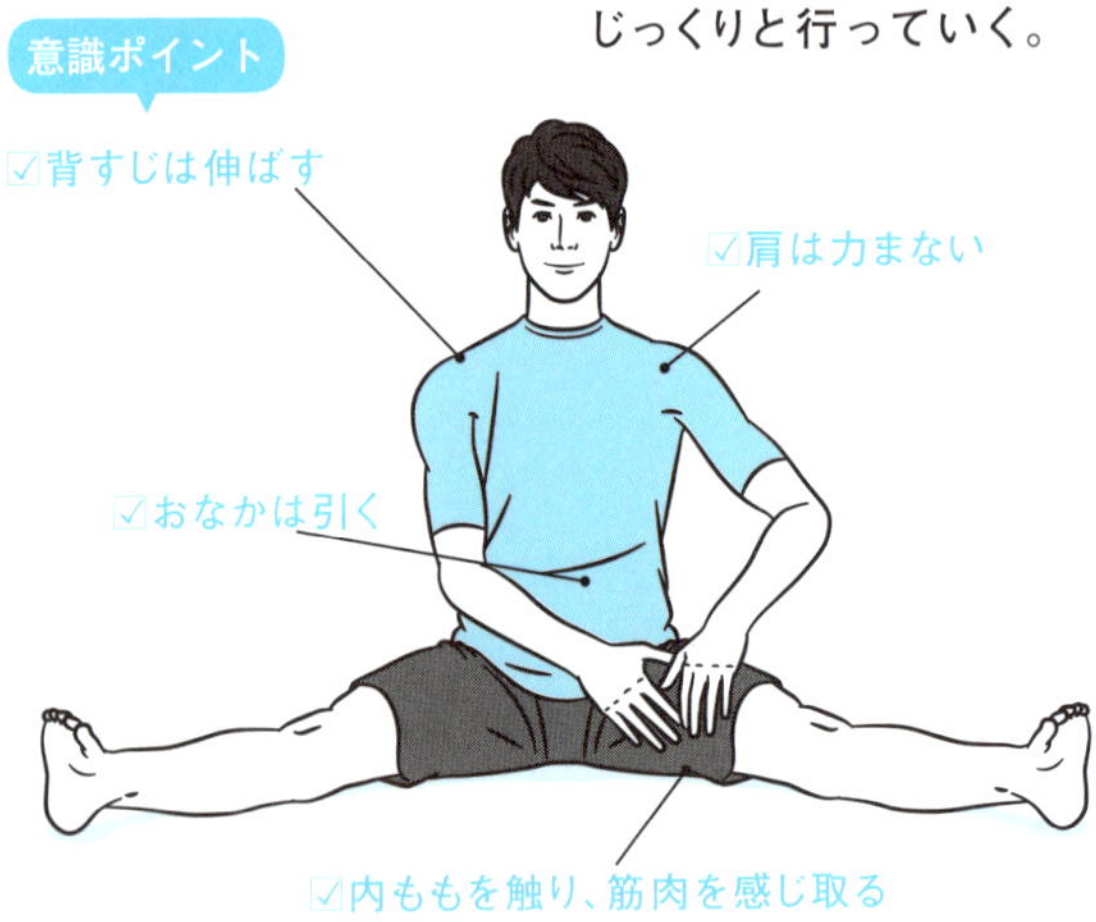

意識ポイント
☑背すじは伸ばす
☑肩は力まない
☑おなかは引く
☑内ももを触り、筋肉を感じ取る

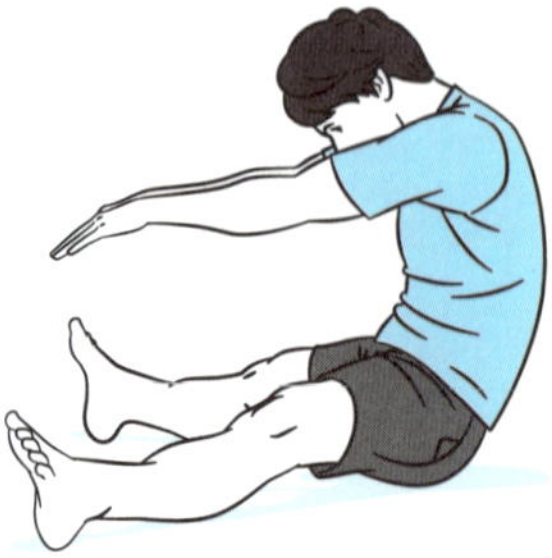

初めは
こんなふうでも大丈夫!

ただし、太っていて、太ももが床についてしまって、膝の内側をはっきり意識できない人は、体操を続けながら、食事をきちんと考えていくことも大切。

2

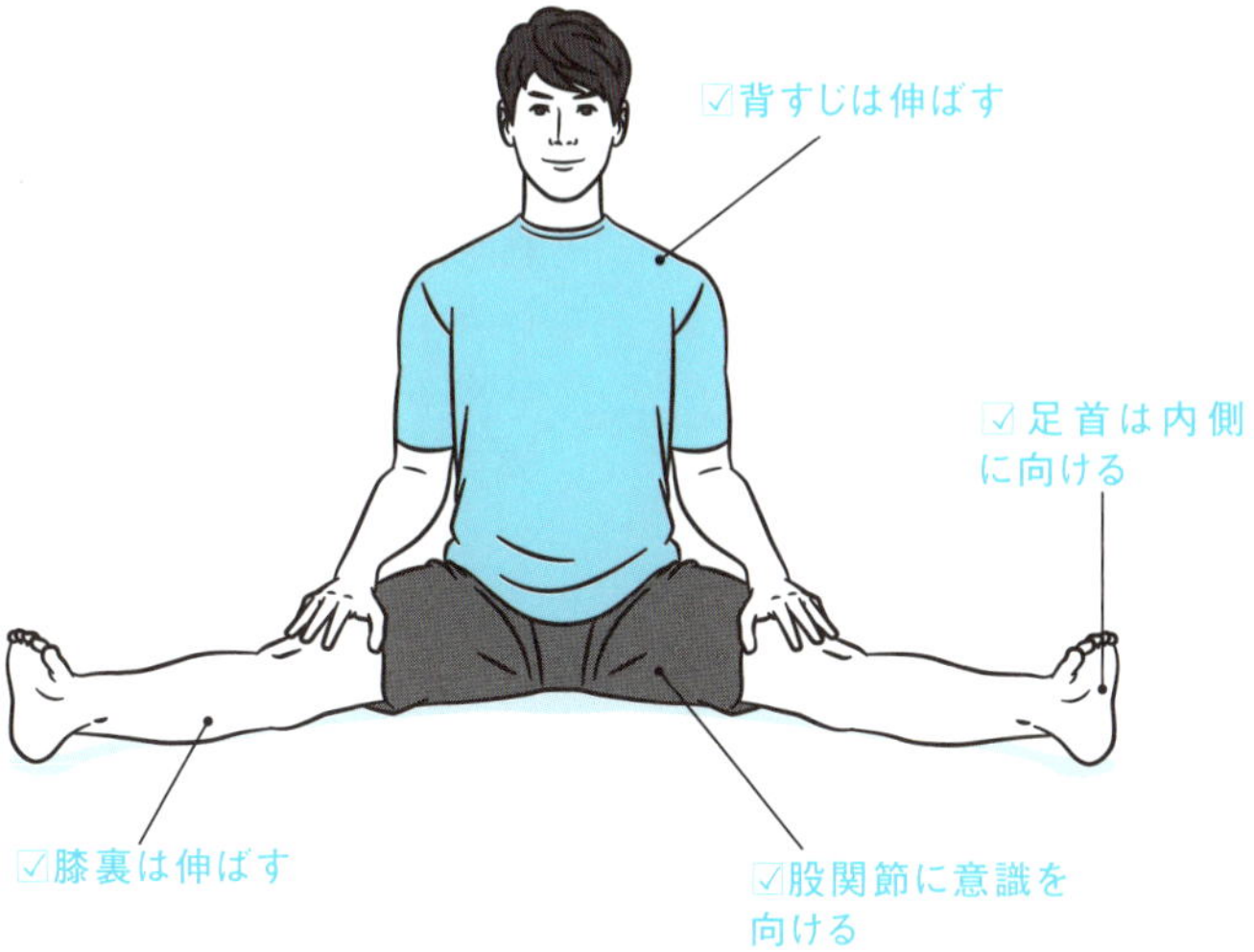
☑背すじは伸ばす
☑足首は内側に向ける
☑膝裏は伸ばす
☑股関節に意識を向ける

3

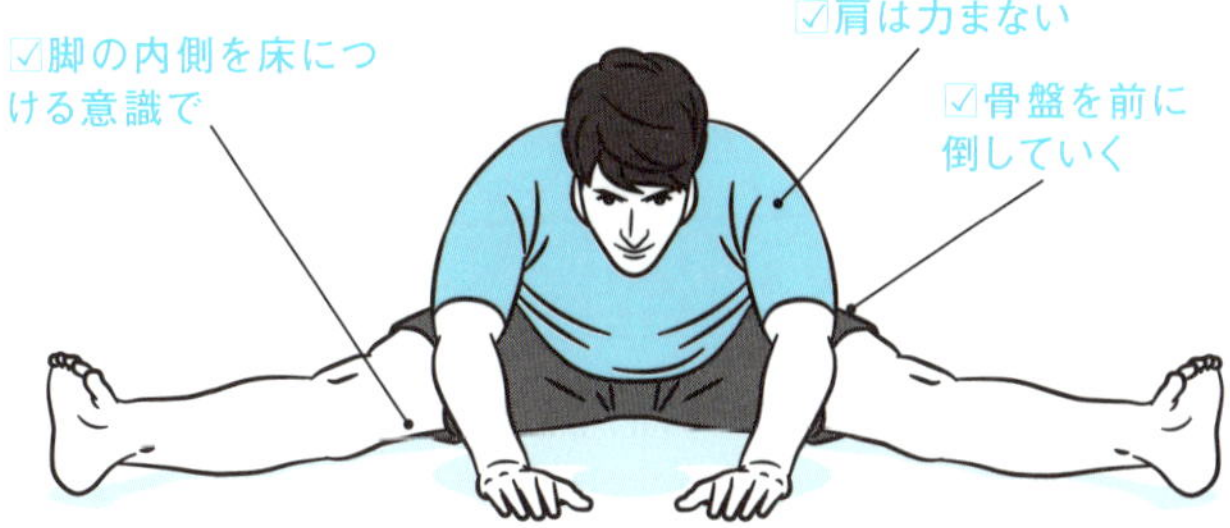
☑脚の内側を床につける意識で
☑肩は力まない
☑骨盤を前に倒していく

股関節周りの筋肉に力がつく

机で四股

!ここをおさえて

へっぴり腰にならないように、正面を向いて、膝頭を外に向けてゆっくり曲げたら、10秒間ぐらいキープ。使っている筋肉を感じ取る。足の裏もしっかり踏ん張る意識で行うとより効果的。

1

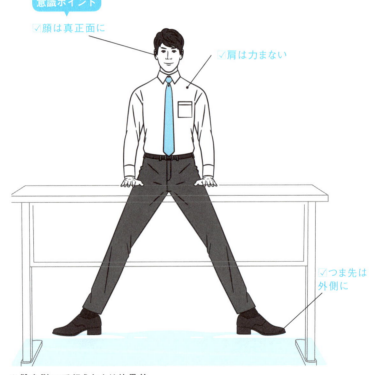

※靴を脱いで行うとより効果的。

2

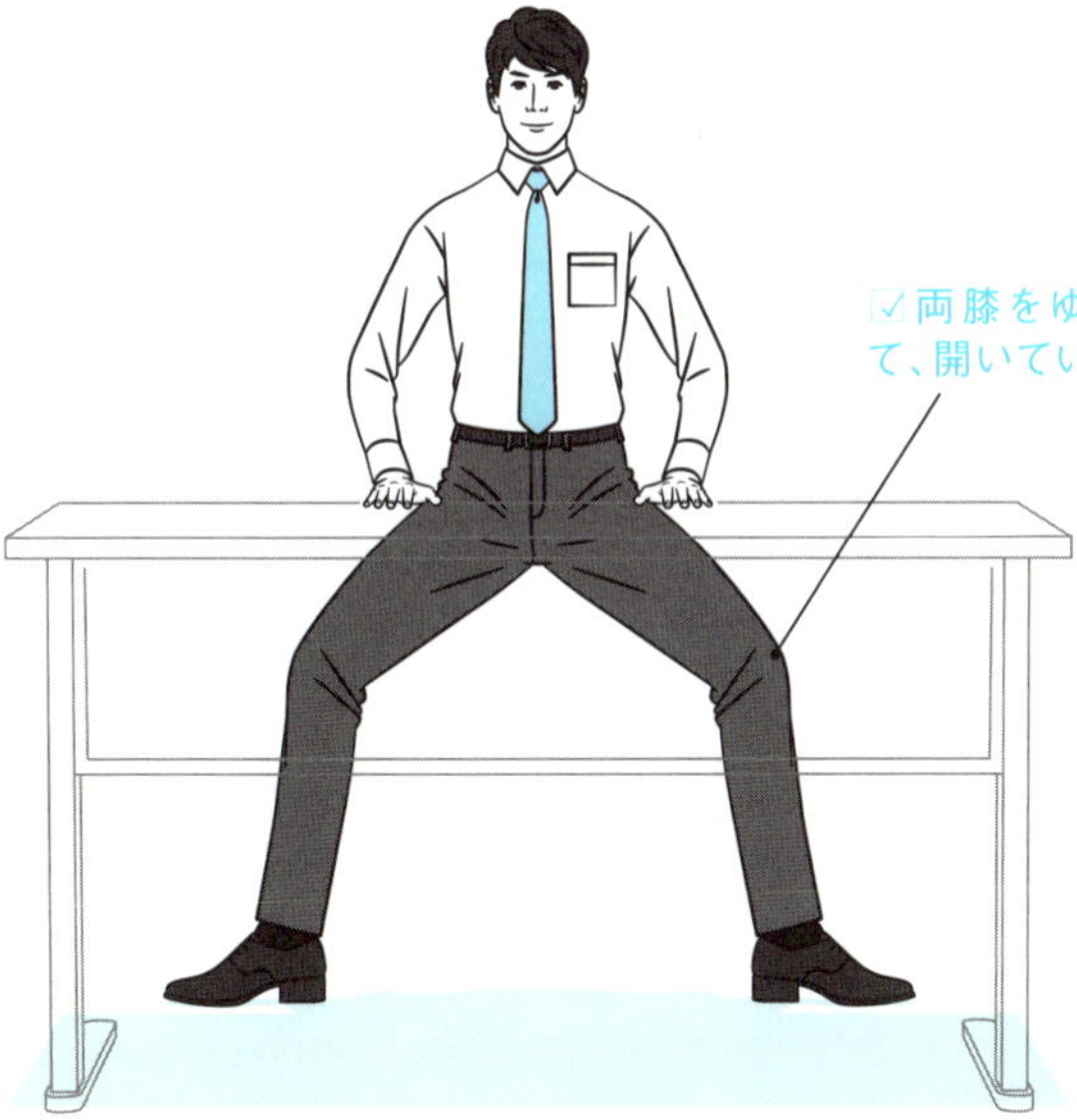
☑両膝をゆっくり曲げて、開いていく

3

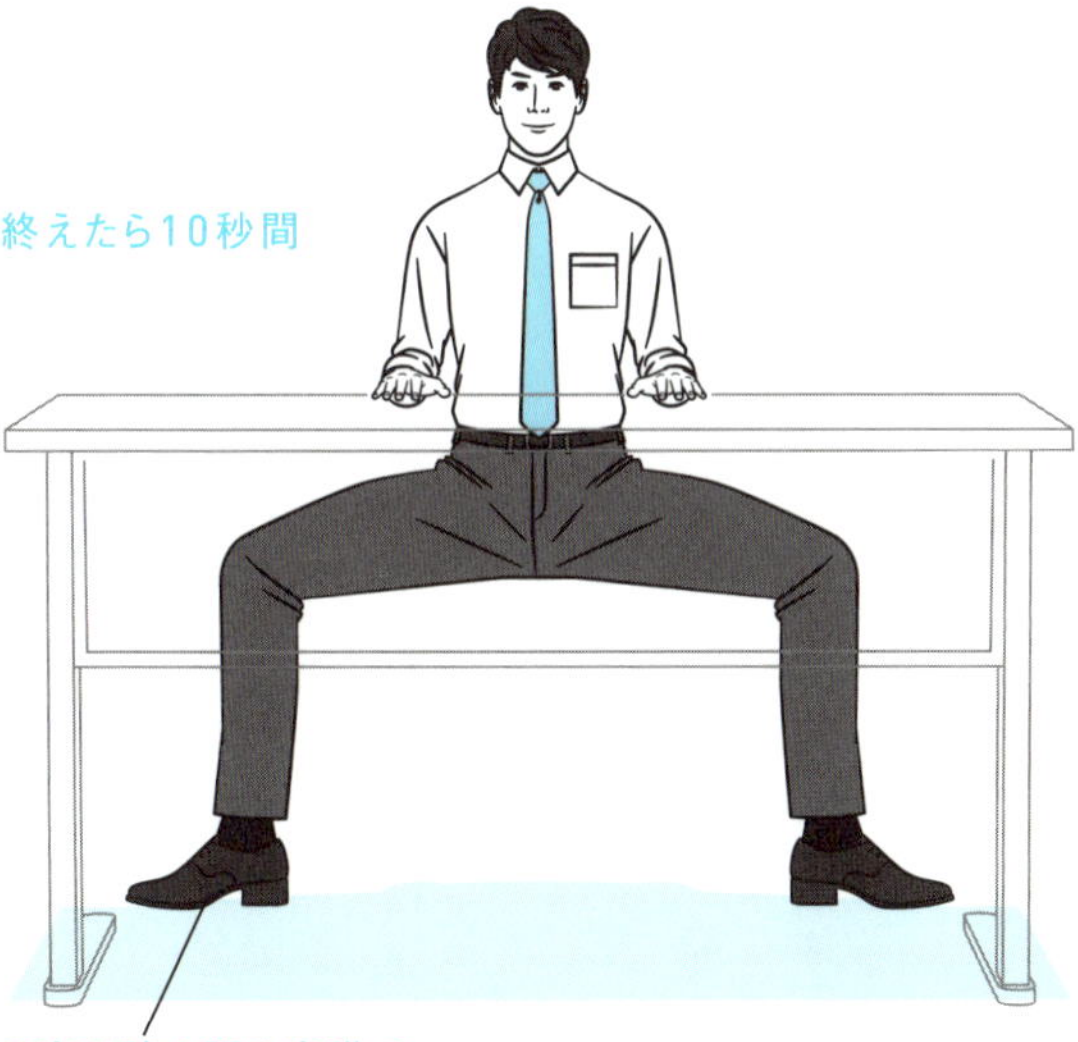
☑曲げ終えたら10秒間キープ
☑足の裏は踏ん張る意識で

筋肉が分泌する善玉ホルモン、マイオカインとは？

筋肉は体を動かすという従来の働き以外に、「筋肉そのものが、体にいいホルモンを分泌する〝臓器〟でもあることが分かってきました」と、ホルモンに詳しい満尾クリニックの満尾正院長は説明する。筋肉が分泌するホルモンはなんと30種類以上にもなり、これらを総称してマイオカインと呼ぶ。

「例えば、マイオカインの一種、インターロイキン6は運動直後に骨格筋から分泌されるとされ、脂肪組織では脂肪分解に働き、血管では炎症抑制や新しい血管の生成に働き、膵臓ではインスリン分泌や糖代謝に関与するなど、さまざまな臓器における作用が報告されています」（満尾院長）。

ダイエット効果が期待できるのが「アイリシン」だ。白色脂肪に働きかけ、カロリー燃焼促進効果があるという。一方、がんの抑制効果があるというマイオカインもある。「ＳＰＡＲＣ」は、大腸がんの細胞を見つけると、アポトーシス（自殺）するように働きかける特徴があり、大腸がんの腫瘍《しゅよう》形成を抑える働きが期待されている。

昨年、名古屋大学が行ったマウスの研究によると、「マイオネクチン」というマイオカインが心筋梗塞《こうそく》などの心臓病の予防・治療に役立つ可能性があることが分かった。有酸素運動によってマイオネクチンの血中濃度が高まると、抗炎症作用などにより、心臓の筋肉に血液が十分行き渡らなくなる心筋虚血の状態が改善し、マウスの心臓が保護された。

実は今、世界的な健康課題となっているのが、体を動かさないことを示す「身体不活動(physical inactivity)」だ。2012年7月、著名な医学雑誌『ランセット』が身体活動特集号で、毎年世界中で530万人が身体活動不足が原因で死亡しており、その影響は喫煙や肥満に匹敵する、しかも世界的に大流行中(pandemic)であると報じた。

運動で筋肉を使うことのメリットと身体不活動によるデメリットが明らかになりつつある今、「適度な強度で体をしっかり動かすことは、アンチエイジング上も必須」(満尾院長)といえそうだ。

(文・新村直子)

Chapter 2

Part 10 物忘れ

この物忘れ、
まさか深刻？

CHECK LIST

最近、こんな経験ありませんか？

- □ 眼鏡や鍵など、物を置いた場所が分からなくなることがある
- □ 会議の時間を間違えることが増えた
- □ 周りの人から「いつも同じことを聞く」と言われたことがある
- □ 時々、電気製品の使い方が分からなくなる
- □ 言おうとしている言葉が、すぐに出てこないことがある

チェックリスト監修：くどうちあき脳神経外科クリニック院長 工藤千秋さん

3個以上✔が付いた人は、次のページへ！

現役世代でも認知症予防は必要ですか？

扉のチェックリストで、いくつかぎくりとした項目はなかっただろうか。「物忘れぐらいは、誰にでもあるでしょ。認知症予防なんて、まだ先のこと」。そう考える人は多いかもしれないが、厚生労働省が行った疫学調査（2009年発表）によると、65歳未満の人がなる若年性認知症の発症年齢の平均は51・3歳。女性よりは男性に多く、およそ3割の人が50歳未満で発症している。まだ自分は現役バリバリと思っている人にとっても、決して他人事ではない。

若年認知症になった人が、最初に「もしかして自分は認知症かもしれない」と気づいたきっかけの1位は、「物忘れが多くなった」（60％、以下、複数回答）こと。だが、「職場や家庭でミスが多くなった」（34％）、「何事にもやる気が出なくなった」（30％）、「怒りっぽくなった」（21％）など、認知症とはすぐにつながらないような項目も上位に挙がっている。

感覚神経を蘇らせよう

若年性認知症になる原因には、病気が隠れていることが多い。下の円グラフは、原因疾患の内訳。最も多いのが、脳梗塞《こうそく》、脳卒中、脳出血などが原因で起こる「血管性認知症」と、徐々に記憶力や判断力が落ちていき、物事の段取りができなくなるといった症状が出る「アルツハイマー病」だ。

これら2つはいずれも、高血圧、肥満、糖尿病などの生活習慣病が発症リスクになる。特に糖尿病は、複数の研究をまとめたメタ分析の論文でも、血管性認知症、

若年性認知症の原因となる疾患

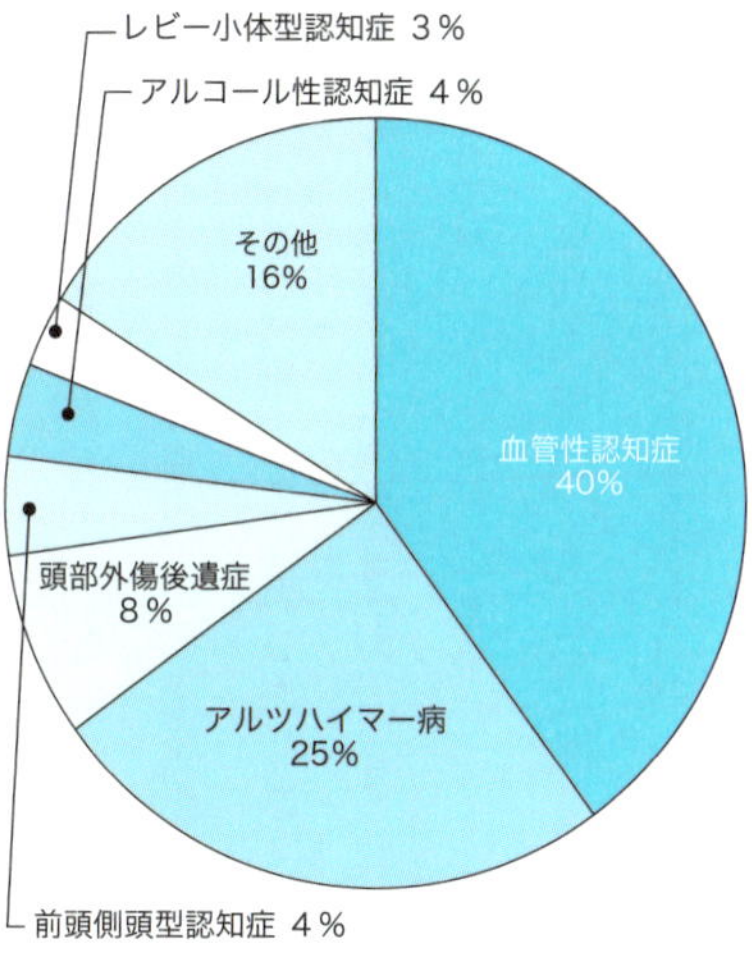
レビー小体型認知症 3％
アルコール性認知症 4％
その他
16%
血管性認知症
40%
頭部外傷後遺症
8％
アルツハイマー病
25%
前頭側頭型認知症 4％

（出典：平成27年度厚生労働省老人保健健康増進等事業「若年性認知症ガイドブック」改訂版）

アルツハイマー病のリスクになることが指摘されている。「若年性認知症を予防する上では、糖尿病をはじめとした生活習慣病に十分気を付けることが重要です」。もの忘れ外来を開設し、認知症治療に詳しい、くどうちあき脳神経外科クリニックの工藤千秋院長は、こうアドバイスする。

これまで、認知症はたんぱく質の一種、アミロイドβの蓄積が原因で起こるという説が根強かったが、近年、ミエリン（神経を取り巻く電線カバーのような構造、左の図参照）が傷ついて神経が衰え、情報がうまく伝わらなくなる「ミエリン仮説」が指摘され始めている。ミエリンが傷つくと、感覚神経も衰え、目や耳などから受け取る情報も脳に届きにくくなる。その結果、認知機能がさらに衰えていくという仮説だ。

認知症になると、味覚や聴覚など五感が鈍化する人が多い。だが、ある意味で現役世代のビジネスパーソンも、五感の鈍化がじわじわと始まっているのかもしれない。「多くの人は、いつも同じ通勤バッグを持ち、同じ交通機関で通勤し、同じ机と姿勢で仕事をする。動かす体の場所も限定的になりがちですし、感覚神経の衰えにつながりかねない」。しかし、ミエリン仮説には救いもある。「実は人間には、普段動かさない場所などに眠っている感覚神経がたくさんあります。こうした場所を意識して動かすことで、全身の感覚神経の流れが良くなり、ミエリンの機能も蘇《よみがえ》る可能性があるのです」と工藤院長。例えば、歩くときに「足の指をしっかり使って歩こう」と意識して歩けば、感覚神経を通じて、足の指、足の裏が地面を踏んでいるという情報が脳にしっかり届く。これを繰り返し行うことで、感覚神経が刺激され、認知機能を守ることにもつながるのだという。

「脳と体をつなげる」ことを50年以上前から、体操の特徴として掲げてきた菊池和子さんは物忘れについて、一体どう考えているのだろう。早速、対策について聞いてみよう。

正常なミエリン

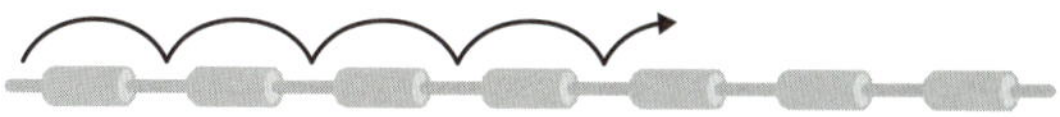

ミエリンが絶縁体の役割を果たすので、
脳からの指令がより早く伝わる

傷ついたミエリン

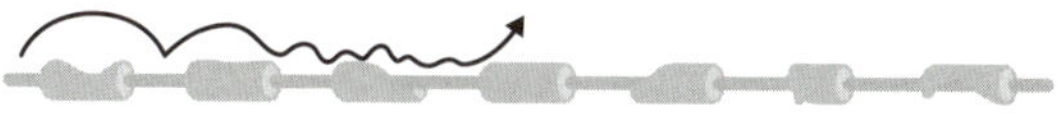

ミエリンが傷つくと、脳からの指令
が伝わりにくくなる

神経伝達に欠かせない「ミエリン」の仕組み

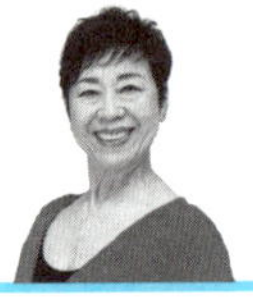

きくち体操はこう考える

体の隅々まで動かし、自分を常に感じ取る
⇓五感が働き、脳も神経も衰えない

物忘れや、認知機能の衰えが進むと、時間や場所の見当がつかなくなったり、人や自分のことを認識できなくなったりしていくといいます。私は、「自分の体から常に気を離さないでね」と、教室の皆さんにお伝えしています。体の隅々に意識を向けて、動かし続けることで、「物忘れ」ならぬ、自分のことが誰か分からなくなってしまう「自分忘れ」にならないようにできる、と考えているからです。

意識を向けながら体を動かすことは、脳と体をつなげる上でとても重要。最近のリハビリの現場などでも指摘されている通り、その場所を意識して動かした場合と、意識せずに動かした場合とでは、リハビリトレーニングの効果が大きく異なります。脳は、体の司令塔。意識を向けて体を動かすことで、脳への刺激を送りやすくなり、脳からの指令も受け取れる、そう考えています。

実際、きくち体操の教室には、「50代後半から、ひどくなってきた物忘れや仕事のうっかりが、体操を始めて半年ほどで止まった」（60歳・男性）といった、物忘れの改善のほか、脳・神経の病気、パーキンソン病になっても、「手の震えや揺れ、足のふらつきがあったのに、週に3回教室に通って体を動かし続けることで、痩せてしまった体に程よい筋肉が戻り、付き添いがいなくてもしっかり歩けるようになった」（65歳・女性）という方が何人もいらっしゃいます。

無意識ではなく、意識的に脳を使って筋肉を動かしていくことで、脳と体がお互いに刺激し合い、神経も脳も活性化されるのだと思います。

手は体の外に出た脳

この体操を創始した50年以上前、体の仕組みを勉強するために、たくさんの医学書を読んだり、医師のところに〝取材〟に行ったりもしました。そのときに知ったのが、米国生まれでカナダで活動した脳神経外科医、ペンフィールドが作った感覚マップ。ペンフィールドがてんかんの患者の手術で、切開した脳に電極を当て、脳への電気刺激と患者の反応を観察して作ったものが211ページの「脳地図」です。大脳のどの場所が体のどの部分を司《つかさど》っているかを示したものです。これを見ると、体のなかでも手や足、顔は、脳を刺激する重要な器官であることが分かります。特に目立つのが手や指。手は、まさに「体の外に出た脳」なのでしょう。とはいえ、手はあまりに無意識に使うものなので、そのありがたみを感じられていない人も多いかもしれません。

ですから、感覚神経で脳とがっちりつながっている手の隅々、指の1本1本の指先までしっかり意識を向けて動かせるようにしておくことが、脳の働きを守る上で大切です。最近、瓶の蓋が開けられなくなってきた、物を落とすようになった、握力が落ちたという人は要注意。手や指の力が衰えてきているだけでなく、そこを司る脳まで衰えてきています。

感覚神経が集中する顔への刺激も

先ほどのペンフィールドの脳地図やホムンクルスの人形（左のイラスト）からも分かる通り、感覚神経を通じて脳を刺激する上で、顔も重要な場所です。ドラマなどでは、気を失った人の顔をパンパンはたくシーンがありますね。これも、脳神経学の領域で考えれば、

脳地図

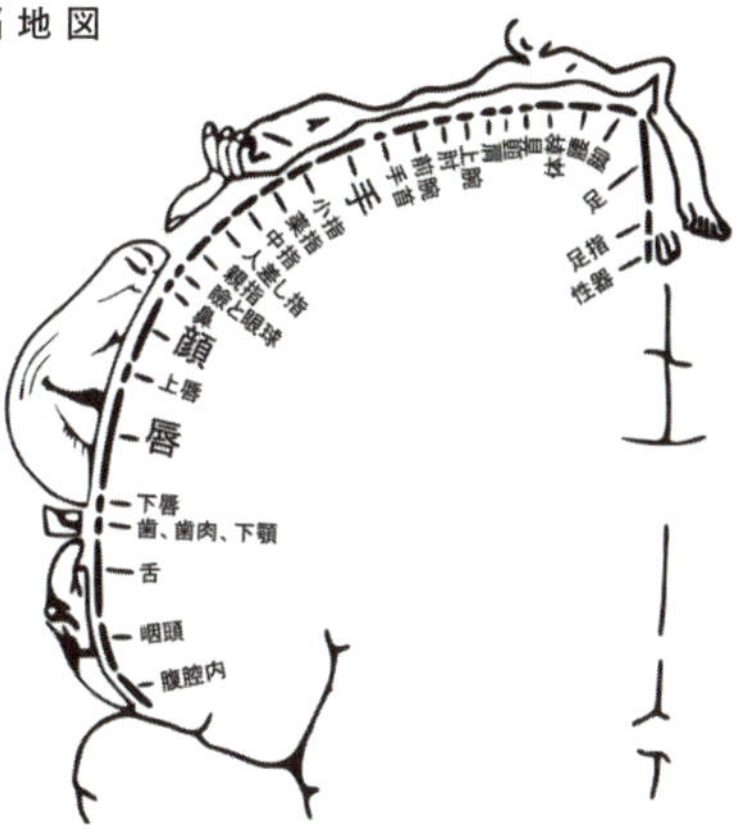

脳神経外科医ペンフィールドが描いた図。てんかんの治療のために開頭手術を行った際に、脳を電極で刺激。この電気刺激と患者の反応を観察し、脳部位と、それにつながる全身の体部位との対応関係を突き止めた。

（出典：蔵田潔　ワイルダー・グレイヴス・ペンフィールド　脳科学辞典　https://bsd.neuroinf.jp/wiki/ワイルダー・グレイヴス・ペンフィールド、2016）

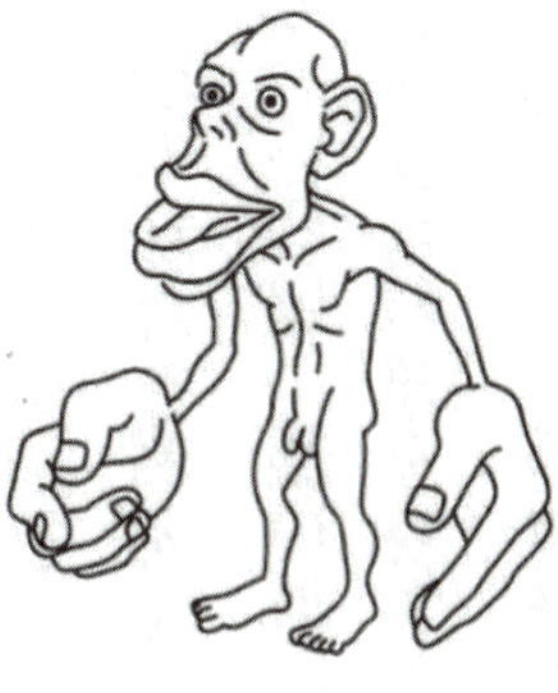

ホムンクルス人形

ペンフィールドの脳地図を、3次元で描き直したモデル。デフォルメされた顔や手など、身体部位の大きさは、その部位を司る大脳皮質の面積に比例しているとされる。

（出典：『脳神経外科医が教える病気にならない神経クリーニング』〈工藤千秋著、サンマーク出版〉）

理にかなった行為といえるかもしれません。

さすがに、顔をはたかないまでも、日々、顔に刺激を送ることは大切です。耳や口、鼻など感覚器官が集まった場所が顔。顔をしっかり刺激して、脳を活性化していきましょう。

特に、ものを噛《か》む力は、脳に刺激をダイレクトに送るためにもとても重要です。最近は「オーラルフレイル」といって、口腔機能が衰えることによって脳への血流が減り、認知症になる入り口になるともいわれています。私も普段の食事では、なるべく硬いものを選んだりして、噛む力を維持することを心がけています。

そして、もう一つ、私が毎朝、欠かさず行っているのが、歯茎や口の中のマッサージです。人さし指を使って歯茎を隅々まで刺激し、頬の筋肉の内側もしっかり引き剝がすようにマッサージしていきます。寝ている間に使わなかった顔全体の筋肉が、はっきり目覚める感じが心地よいものです。発声も良くなり、話もしやすくなりますし、何より頭がスッキリします。

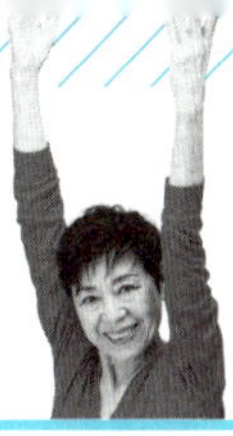

動いて
みましょう

手の指、足の指で握り合い、握手
耳や顔、歯茎から脳を目覚めさせる

ここからは、手や顔を刺激するために効果的な動きを紹介していきましょう。

まずは、手の指と足の指をしっかり握手して刺激する方法（214ページ）。指の1本1本がそれぞれの脳とつながっています。その1本1本を意識しながら、指の間をしっかり開いて刺激し、手の指と足の指でぎゅっと握手。これを続けていくことで、脳と体がつながる感覚を育てやすくなります。握手だけでなく、基本の足首回しに続ければ、ふくらはぎのポンプ機能が上がり、下半身全体に刺激も伝わって、さらに脳が活性化します。

また、聞く以外に体のバランスを取る働きもある「耳」も、普段はあまり触ったり、動かしたりしない場所。ここを刺激することで、リンパや老廃物が流れやすくなりますし、パソコンやスマホによる疲れた目もすっきりしますよ。ぜひ試してみてください。

体と脳をしっかりつなげる

手の指と足の指の握手

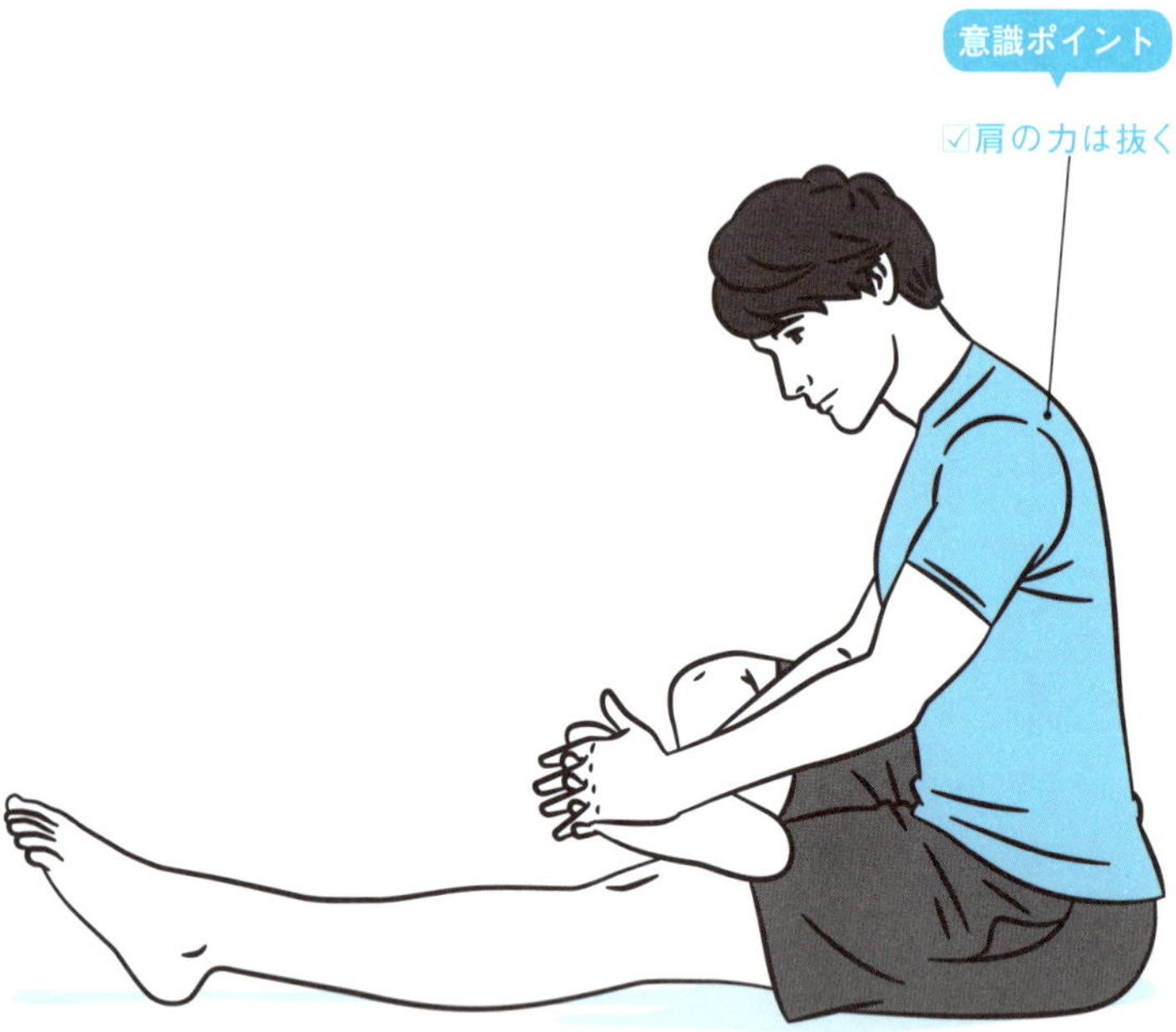

!ここをおさえて

足の指の付け根まで手の指をしっかり入れ、まず足の指で手の指を握り、今度は手の指で足の指を握り返す。どの指にも力が入っているか、目でも見て手で触って確認することで、脳と体がつながる感覚が育つ。

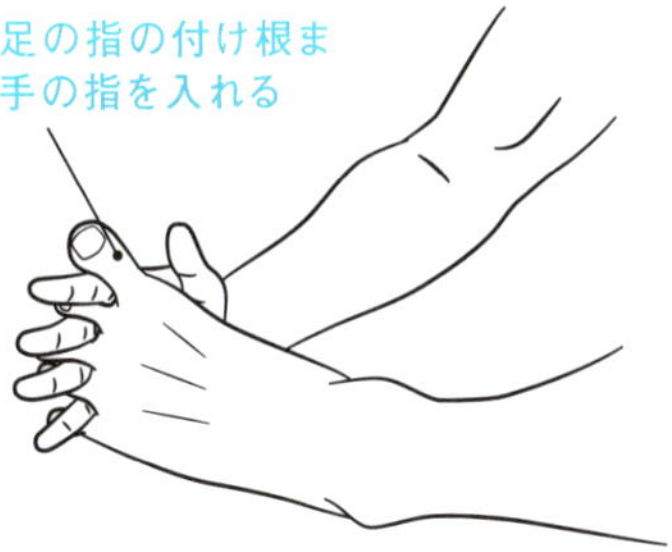
☑足の指の付け根まで手の指を入れる

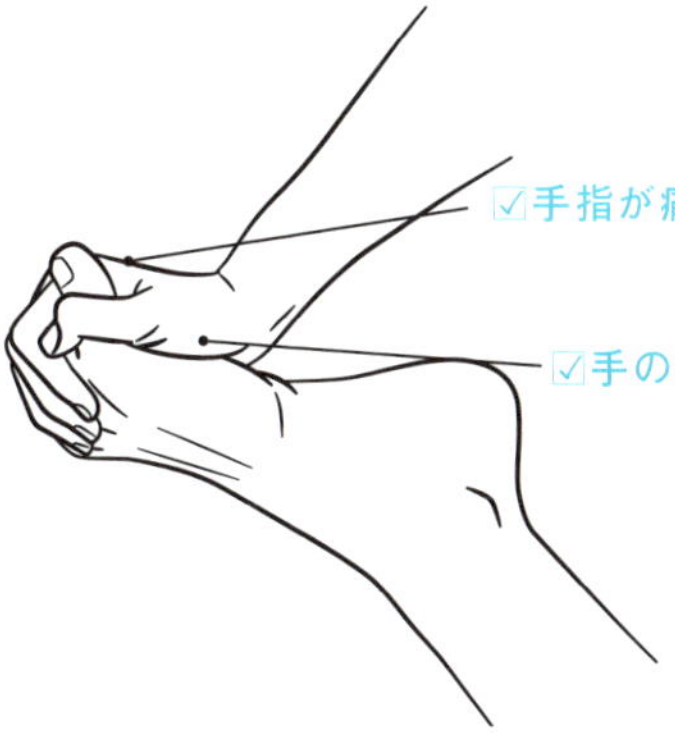
☑手指が痛くなるぐらいぎゅっと握る
☑手のひらと足の裏はぴったりとつける

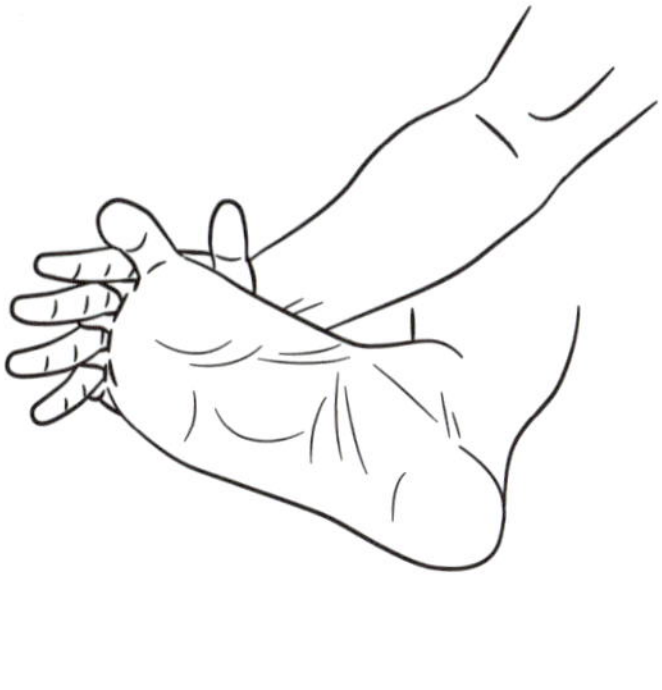

※時には、足の甲側からも指を入れて刺激を送ろう。

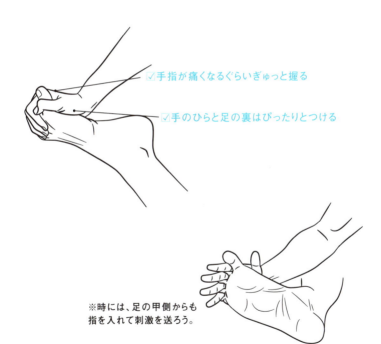

スマホ疲れの目も脳もスッキリ

耳引っ張り&耳回し

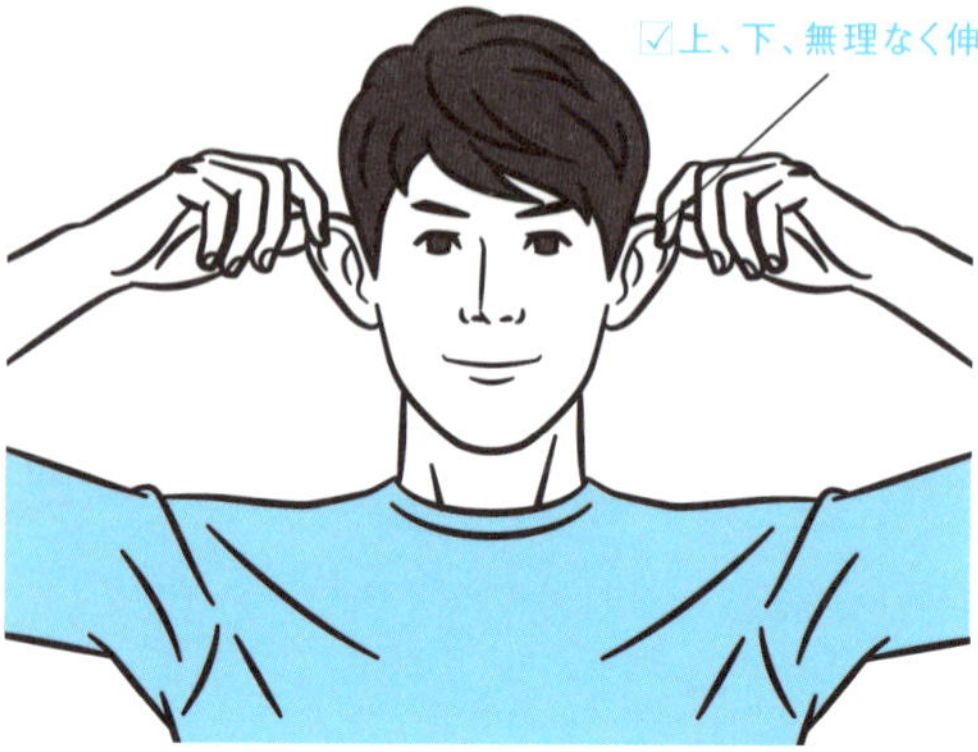
意識ポイント
☑上、下、無理なく伸ばす

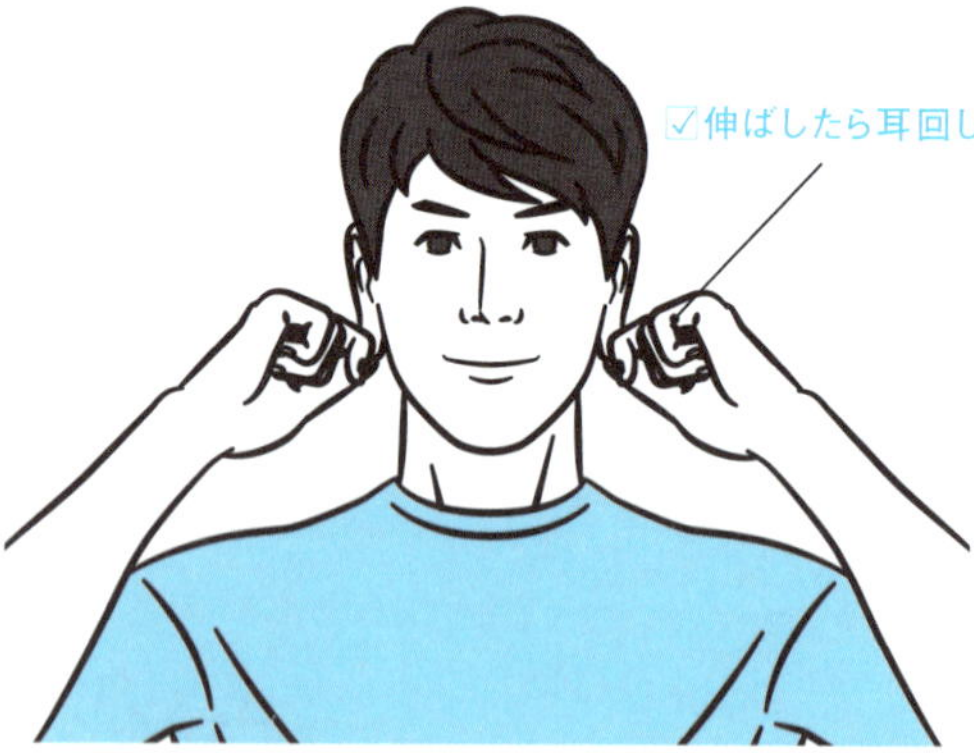
☑伸ばしたら耳回しへ

ここをおさえて

耳の上、下部分をそれぞれ引っ張り、一呼吸。真ん中を持って上から下に、逆方向も回す。おなかは引いて行う。会議疲れの後に行えば、リフレッシュ効果が抜群。肩は下げて行う。

脳につながる顔、指を同時に刺激!

頭皮の指押し&顔触り

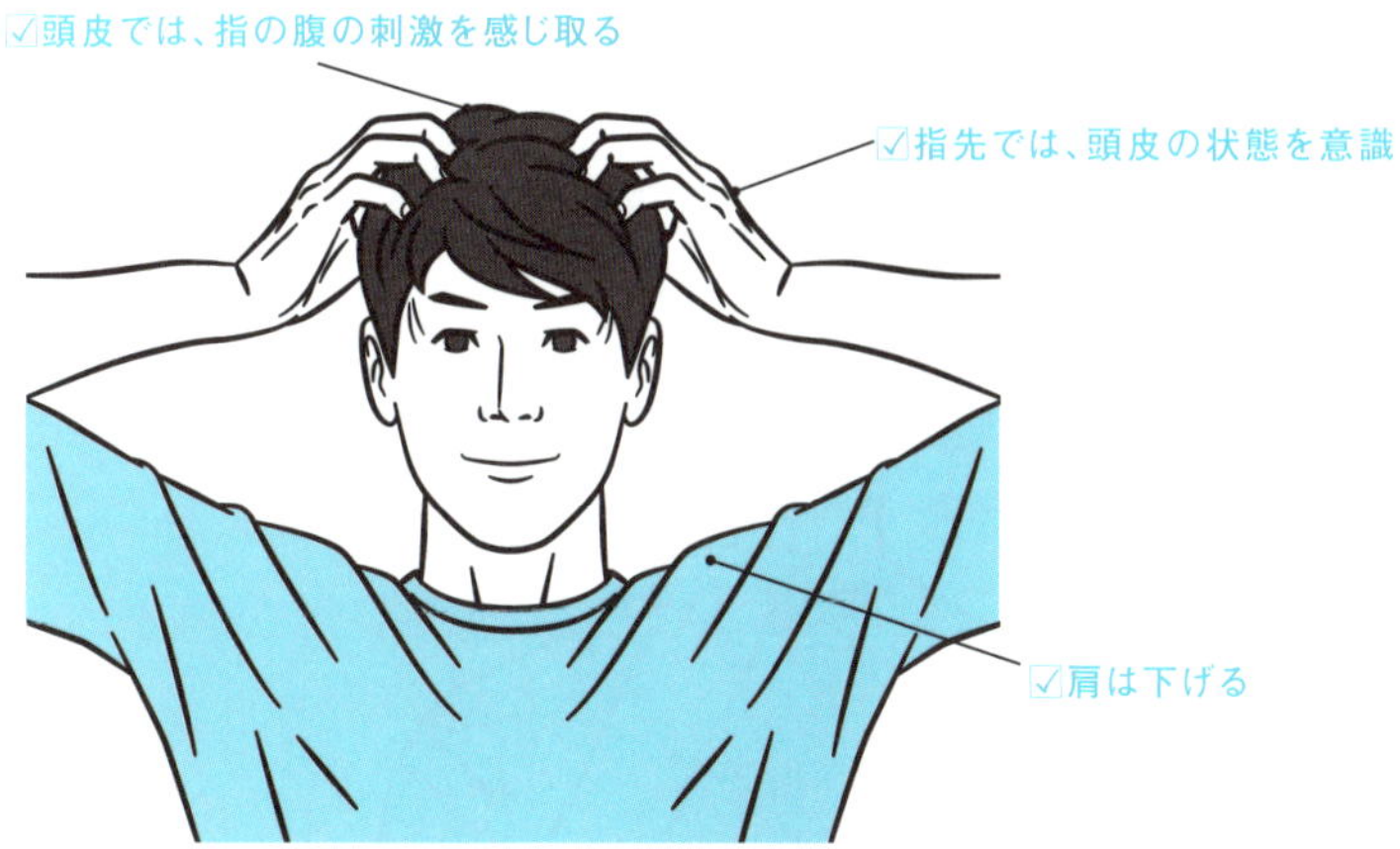
☑頭皮では、指の腹の刺激を感じ取る
☑指先では、頭皮の状態を意識
☑肩は下げる

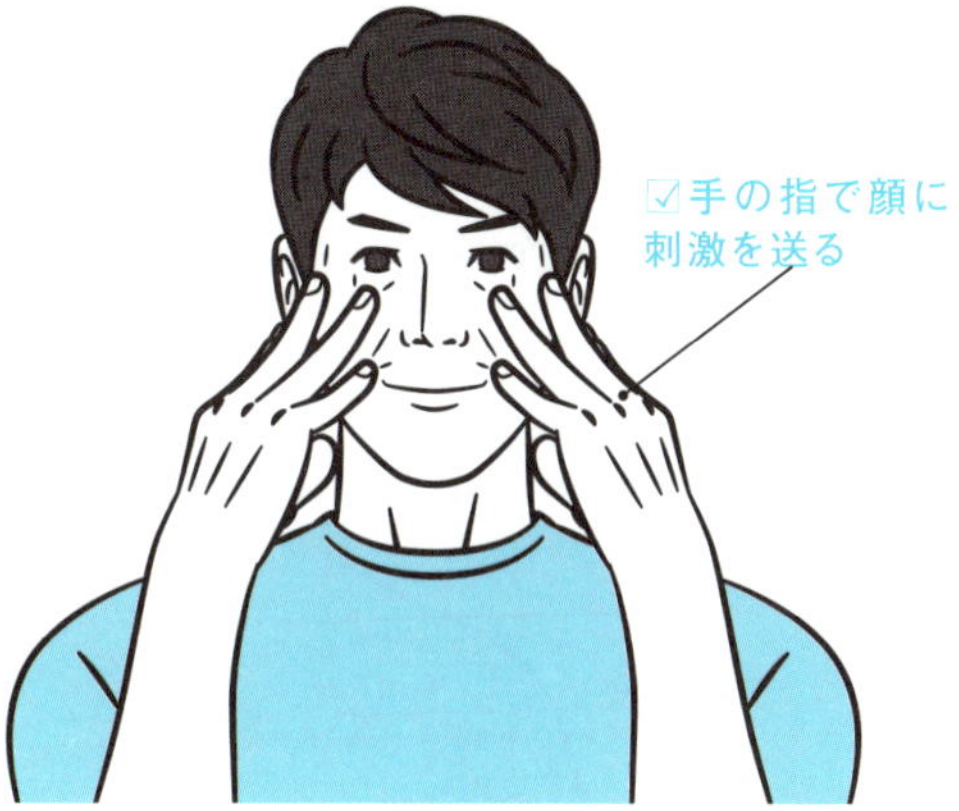
☑手の指で顔に
刺激を送る

!ここをおさえて

脳に近い頭と顔を、指先でしっかり刺激する。頭皮の凝りもほぐれ、脳内の血流もアップ。手でまぶたを押さえて、パッと離す動きもお勧め。

脳がすっきりして血行改善も

歯茎マッサージ

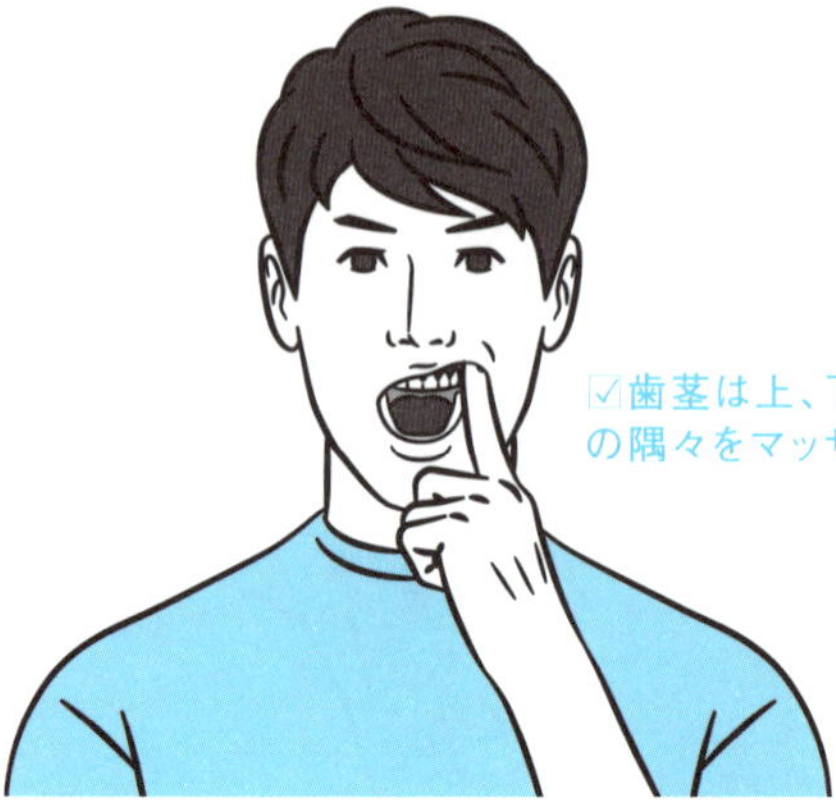
☑歯茎は上、下、外側、内側
の隅々をマッサージ

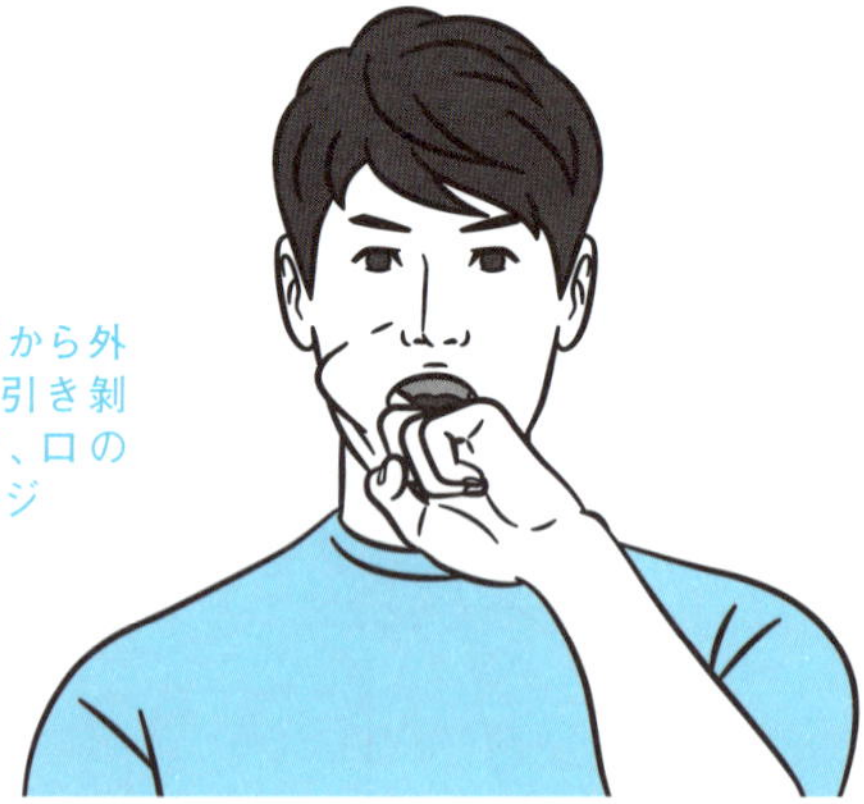
☑頬の内側から外
側に向けて引き剥
がす感覚で、口の
中もマッサージ

ここをおさえて

行うのは、朝の歯磨きの前に鏡を見ながら。歯茎から口の中を刺激することで、脳内の血流も改善される。咀嚼《そしゃく》に使う咬筋《こうきん》の凝りを取れば、若々しい表情づくりにも効果的!

体は丸ごとでひとつです。
その体の司令塔は「脳」。あなたの体を
生かしているのが脳なのです。

脳と感覚神経を刺激する！　暮らしの習慣

脳を活性化させるためには、感覚神経への刺激がとても重要だ。日常生活に取り入れやすく、感覚神経を無理なく刺激できるお勧めの習慣を、脳神経外科医の工藤千秋さんに紹介してもらった。

●半端に読書：30分集中して本を読んだら、1分間空想する。視神経が疲れ過ぎず、空想しながらも内容を咀嚼でき、脳と神経をリフレッシュできる。

●小銭を使う：最近はやりのカード決済は脳にはむしろマイナス。流通量が比較的少ないため、財布の中で探しづらい50円玉などの小銭を指先でつまんで、数えながら支払いをしよう。

●耳かき：耳の穴には三叉《さんさ》神経、舌咽《ぜついん》神経が通っている。やり過ぎはＮＧだが、前側、後ろ側を適度に耳かきすれば、神経を効果的に刺激できる。

●リフレッシュ散歩：通勤や散歩は同じルートになりがちなので、感覚神経を刺激しにくい。そこで、思いついたら、あえて普段とは違う通勤ルートで会社に向かったり、散歩の経路を開拓したりしてみよう。時には砂利道や浜辺などを意識して歩いて、足の裏を不規則に刺激すると、脳をより活性化できる。小声でリズムを取りながら歩けば、聴覚も併せて刺激できるのでお勧め。

●買い物：旬の野菜が並ぶスーパーは、五感を存分に刺激できる場所。季節の野菜の彩りや香りをチェックし、試食コーナーでは味覚も刺激できる。無意識ではなく、五感をフル活用しながら、売り場を回ろう。

Adviser
脳神経外科クリニック院長　工藤千秋さん
長野県出身。労働福祉事業団東京労災病院脳神経外科、イギリスのバーミンガム大学脳神経センターで脳神経外科を学ぶ。2001年、くどうちあき脳神経外科クリニックを開院。認知症などの脳疾患、パーキンソン病を中心に、多くの患者と向き合い続けている。

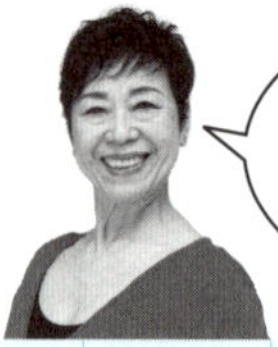

きくち体操の動きは、一つの動きでさまざまな効果を発揮しますが、ここでは、特に不調ごとに、優先的に行うといいものを選んでいます！

Part 5 睡眠トラブル	Part 6 腰痛	Part 7 悪い姿勢	Part 8 股関節の違和感	Part 9 尿トラブル	Part 10 物忘れ	体への主な働き
●	●	●	●	●	●	全身の姿勢を保つ筋肉を育てる
●	●	●	●	●	●	足首をしなやかに、下半身を強くする。骨盤のゆがみを解消
●	●	●	●	●	●	内臓を守り、背骨を支える
○	○	○	○	○		内臓活性化、脂肪を自覚
○	○	○	○	○		体幹強化、ウエストシェイプ
	○	○	○	○		内臓活性化、代謝アップ
	○	○	○	○		体への意識向上、脚力向上
	○	○	○		○	健脚、脳の活性化、姿勢改善
	○	○	○		○	健脚、脳の活性化
	○	○	○		○	健脚、脳の活性化
	○	○	○	○		健脚、バランス強化
○	○	○	○	○	○	全身のゆがみ・自律神経の調整
○	○	○	○	○	○	全身を活性化、深い呼吸に
					○	脳の活性化
○	○	○				背骨のゆがみ・姿勢の改善
○	○	○				背筋強化、腰痛・姿勢の改善
○	○					肩凝り・血流の改善
	○	○			○	肩凝り・血流の改善
					○	五十肩・目の疲れを軽減
●	○	○	○			血流・冷え改善
●	○	○	○	○		全身のゆがみ・自律神経の調整
●	○	○	○	○		下半身の疲れをリセット
	●	○				腕・背筋の強化、腰痛改善
○	●	○	○	○		腕の強化、腰痛・姿勢改善
	●	○				腰痛改善、背筋強化
	●	○				腰痛・リンパの流れ・血流の改善
○	○	●	○	○	○	姿勢改善、骨盤のゆがみの調整
○	○	●	○	○	○	姿勢改善
	○	●				姿勢・腰痛の改善、背筋強化
	○	●	○			姿勢改善・疲労解消、脚力向上
○	○	○	●	○		股関節可動域の改善、下肢強化
○	○	○	●	○		下肢強化、腰痛予防
	○		●			座り過ぎリスク軽減、血流改善
	○	○	○	●		骨盤底筋強化、内臓下垂防止
	○	○	○	●		内ももの強化、姿勢改善
	○	○	○	●		内もも・下肢の強化
	○	○	○		●	脳の活性化、健脚
					●	脳の活性化、目の疲れを軽減
○					●	脳の活性化
○					●	脳の活性化、活舌改善

「きくち体操」全40メソッド　何がどう効くかを完全ガイド

動きの名前＼効果が期待できる不調	ページ	Part 1 メタボリック シンドローム	Part 2 ロコモティブ シンドローム	Part 3 更年期 の不調	Part 4 肩凝り・ 目の疲れ
基本：長座	25	●	●	●	●
基本：足首回し	27	●	●	●	●
基本：おへそを見る腹筋	29	●	●	●	●
おなかつかみ	46	●	○	○	
ツイスト腹筋	48	●	○	○	○
お尻歩き	50	●	○	○	
椅子で腹筋&脚上げ	51	●	○		○
足の指のグーとパー	65		●		
足裏がりがり	66		●		
足指歩き	67		●		
片脚上げ	68		●		
にゃんこの動き＋背中の上げ、反らし	82,83	○		●	○
腕を大きく回す	84	○	○	●	○
手の指のグーとパー＋手指を動かす	86			●	○
首伸ばし	87			●	○
後ろで腕組み&前屈	102	○	○		●
手の指と手のひらを広げる	104	○			●
小指合わせ	105				●
あごぱっくり体操	106				●
背伸び体操	120			○	○
寝て骨盤持ち上げ	122		○	○	○
寝て足首回し	124	○	○	○	
腕ねじり	138				○
開脚&腕上げ	140	○	○	○	○
机で肘伸ばし	142				○
腕を上げて脇をつかむ	143	○		○	○
骨盤揺らし	157	○	○	○	○
きちんと立つ	158	○	○	○	○
よつんばいで肘伸ばし	160				○
うつぶせで脚上げ	162		○	○	
寝て股関節回し	176		○	○	
四股エクササイズ	178	○	○	○	○
椅子でつま先トントン	180	○	○	○	
お尻の筋肉を寄せる	195	○	○	○	
開脚	196	○	○	○	
机で四股	198	○	○	○	
手の指と足の指の握手	214	○	○		○
耳引っ張り&耳回し	216			○	○
頭皮の指押し&顔触り	217			○	○
歯茎マッサージ	218	○	○	○	○

※表の見方：基本の3つのメソッドは、どの不調にも効果が期待できる。それ以外のメソッドは、掲載している●のパートのほか、○がついている不調への効果も期待できる。

Chapter 3 体験談

私たちも驚いた！中高年世代・6人の体験談

CASE 1

仕事のストレス、抗がん剤治療に耐えられる体に

冨田多香音さん（55歳）

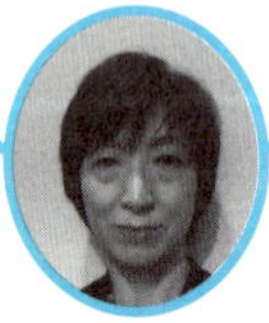

きくち体操を始めて10年目。始めた当時はまだ40代半ばで、正社員として忙しく働きつつ、趣味のテニスを長く続けるために何か、全身の筋肉をバランス良く使えるものはないかと考えていました。テニスは偏った体の使い方をするので、続けていくと膝や肘の故障につながる方もいらっしゃるんですね。それに、老後の準備は老人になってからじゃダメ、という以前聞いた話が頭のどこかにあり、そろそろ体のケアをと考えていたこともありま

した。そんなとき、テニス仲間できくち体操を始めた方からお話を聞き、「これは私が求めていたものかも」とピンと来て、入会。教室に通い始めて体が軽くなったり、血流が改善したりすることなどは、ある程度想定内でしたが、驚いたこともありました。耳を引っ張る、目を動かすという動きをした後、行きと同じ電車に乗って帰るときに、車内で視界がすごく明るい！と感じたのです。もう一つは、ストレス解消の効果。教室で足首回しを始めるとカチッと体にスイッチが入ります。自分の体にひたすら集中して体と対話する時間を持つことで、他のスポーツにはない爽快感が得られましたし、仕事などで感じていたストレスがとても軽くなったのです。

8年前に乳がんの手術を経験。1年ほど抗がん剤治療を行ったときも、体操は続けました。再発しやすいと医師から言われ、再び抗がん剤治療をするにも体力は必要だし、これからどう生きるべきか、何をすべきかを考えたとき、私のなかではきくち体操が一つの答えになりました。今は、週3回教室に通っています。週1のときよりも週2の時の方が体のコンディションが常にいい状態でいられましたし、週3回にしてから、明らかに体が良くなっている実感があります。筋力がついたこともあり、仕事への集中力の持続が以前に比べて増したこともうれしい。これからも、自分の体と向き合い続けたいです。

CASE 2

膝の痛みがなくなり、体が快適。ゴルフコンペも楽しい時間に

櫻井良紀さん（58歳）

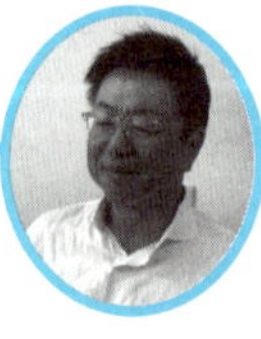

以前は、ゴルフに行った翌日、膝や背筋に痛みが出ていました。病院にも何度か行きましたが、「加齢ですね」と言われ、それでおしまい。趣味が競技の釣りということもあって、頸部の脊柱管狭窄症《せきちゅうかんきょうさくしょう》になり、神経が圧迫されて、痛みが出ることもありました。温存治療で首をけん引したりしていましたが、思うように改善せず、何かしなければと思っていました。そんなときに知人からきくち体操を紹介され、週1回のペースで教室に通い始めたところ、3カ月たった頃から、めきめき体が変わっていくことが実感できました。膝を動かすのは怖かったのですが、膝裏を伸ばすことで逆に痛みが取れたのは不思議でした。首も数カ月ですっきりして、病院に行っていたことを忘れてしまうほど。足の指が最初はパーッと開けなかったのですが、意識して指を動かすことで、だんだんと開くようになってきました。少しずつですが、脳と体がつながる感覚が分かってきた気がします。足の指

も含め、今まで動かしてこなかった感覚神経が目を覚まし、戻ってきたような気持ちになり、自信がわいてきますね。

　会社を経営しており、ゴルフコンペに参加する機会も多く、これまでは途中で膝が痛くなってリタイアしたくなってしまうこともありましたが、体が快適なのが一番うれしい。一緒にラウンドするメンバーにも明るい気持ちで接し、楽しくゴルフをすることができます。平均220ヤードだった飛距離も、軽く振っても240ヤードぐらいまで飛ぶようになりました。痛風持ちなので、夏場は関節が腫れる激痛発作が出ていましたが、昨年、今年と発作が出ていません。年齢的には50代後半ですが、何事も加齢だから…と後ろ向きになるのはもったいない。体は自分で変えられるんだ、そう思っています。

CASE 3

40代できくち体操と出合い、82kgから60kg代へ

小山内道男さん（67歳）

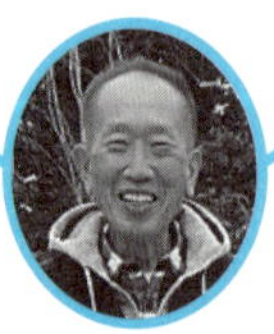

姉から勧められ、きくち体操に入会したのは、20数年以上前、42歳の頃です。歯科技工士という日中あまり体を動かさない仕事だったからか、若い頃から太りやすかった上、多いときでウイスキーをボトル1本飲むような不摂生な生活をしていたこともあり、最も多いときで体重は100kg近くになったことも。脂肪肝だと診断されたこともありました。

「脳を使って動かす」きくち体操は、自分に合っていて、自分の体を感じ取るというコンセプトにも納得して体操を続けていました。ただ、食事の面で油断してしまうこともあり、体重が83kg、血圧は230mmHgまで上がってしまい、入院したこともあります。このときばかりは、菊池先生の「体への感謝」という言葉が初めて身に染みましたね。このままの生活を続けていてはダメだと思いました。

それからは、階段を積極的に使い、暴飲暴食もやめて無理なく体重を落としました。き

くち体操をさぼると筋肉が落ちる感覚が分かるので、週1回の教室、家での毎日の体操を欠かしません。

今は、歯科技工士の仕事は辞めて、民生委員として地域の世話役のような活動を行っているほか、体を動かす仕事も行っています。体操を続けてきたおかげか、仕事は結構ハードなのですが疲れにくいですし、スピード感も若い人たちに負けていないと、自信を持って言えますね。

CASE
4

五十肩を解消、姿勢が良くなり、ゴルフの飛距離もアップ！

三谷行夫さん（67歳）

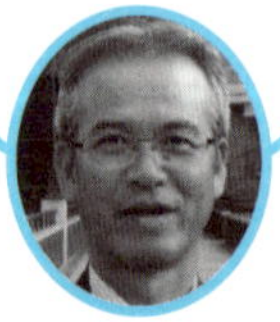

長年きくち体操を続けている妻の勧めで、65歳で退職したことを機に入会しました。長い間、右肩の五十肩に悩まされ、冬は肩が痛くて眠れない日もありました。神経ブロック注射、ヒアルロン酸注射、電気針など幾つもの治療法を試しましたが、一時的には治まっても、また痛みがぶり返し、どの治療も完治には至りませんでした。それが、きくち体操を始めてから、数カ月で肩が軽くなり、腕が耳まで上がるようになりました。今では、肩甲骨を中心に両腕を大きく回しても、全く痛みがないのがうれしいですね。

五十肩のときには、右肩をかばうからか、体が左に傾く癖があり、ゆがみも自覚していましたが、真っすぐ立てるようになって姿勢が良くなりました。昔の仲間に会うと、「痩せた？」と聞かれるんです。体重は特に減っていないのですが、腹筋と背すじを伸ばすことを常に意識しているからかもしれませんね。

もう一つ、驚いたのは、60代後半になってゴルフの飛距離が伸びたこと。以前は、ドライバーにはかなりの自信があったのですが、加齢とともに飛距離が200ヤード以下まで落ちていました。ところが、体操を始めて2年目に230ヤードまで戻ったのです。体幹が強くなったのと、両足の指がしっかりと地面をつかめるようになったからかな。ナイスショットのときにはうれしくて、思わずゴルフ仲間にきくち体操を勧めてしまうこともあります。あとは、大股ですたすたと歩けるようになったことも、大きな変化でした。座るときの姿勢に気を付けたり、おなかを引く習慣ができたのも、ありがたいです。現在は、脳からの意識を体の隅々まで届けられるように、新鮮な気持ちで体操に取り組んでいます。

CASE
5

股関節の痛みが嘘のように消え、今は1時間も歩けるように

籾山昌也さん（75歳）

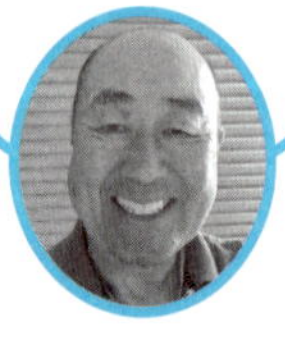

以前は、外食チェーンの創業社長として忙しく仕事をしていましたが、10年前に社長のポストを譲り、現在は資産運用などの事業を行っています。きくち体操に入会したのは2018年7月。以前から股関節と膝の具合が悪く、痛みがあるため15分ほどしか続けて歩けない悩みを解消したかったのです。

入会前、股関節を治す方法はないかと、整形外科やマッサージなどいろいろ回りましたが、全く治らなかった。そんなとき、知人から、「股関節を良くしたいなら、きくち体操がきっといいよ」と勧められ、入会しました。驚いたことに、教室にたった2回通っただけで、股関節の違和感も膝の痛みも嘘のように消え、「ああ、これは本物だな」と思いました。

私は体重が83kgあり、増えやすい体質。気を抜くと90kgにもなってしまうのですが、教室に通うようになってからは、しっかり現状を維持できています。これまでパーソナート

レーナーをつけて筋トレも行ってきましたが、カロリー消費を実感できたのは、きくち体操のほうでしたね。もともと体育会で激しい動きも行ってきた自分としては、一見楽に見える（失礼！）体操なのに、どうしてこんなに効果があるのか、驚いています。

股関節が軟らかくなって可動域が広がった今は、教室が終わった後、自宅まで1時間以上歩いて帰ることも増えました。どこまでも自分の足で気持ち良く歩けるのが本当にうれしい。趣味でスキーをやるのですが、次のシーズンには股関節を気にせず、思う存分スキーができると思うと、今からとても楽しみです。

CASE 6

膝や腰の痛み、脊柱管狭窄症を克服。セミナー講師で生涯現役を実現

越智訓男さん（87歳）

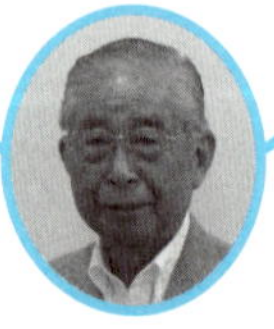

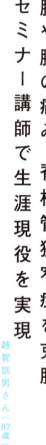

外資系の製薬企業で長年、総務や人事の仕事をしてきました。定年退職してからも、リスクマネジメント、クレーム対策などに関する経営コンサルタントとして、自治体の管理職研修に出講したり、ビジネス書も何冊か書いたり…。つい昨年の、86歳まで現役で仕事をしていました。

2001年にきくち体操を始めたのは、膝に痛みがあり、何とか体を良くしたいと考えたからです。これまで、セミナー講師の仕事など、立ち仕事が多かったせいか、ここ何年も腰痛に悩まされたり、下肢静脈瘤《りゅう》になったこともありましたが、きくち体操のおかげでここまで仕事を続けることができました。

5年ほど前、脊柱管狭窄症と診断されました。およそ2年の間、右脚の痛みとしびれに苦しみましたが、自分なりに調べた結果、手術を受けた後でも痛みが再発する人もいるよ

うで、結局、私は手術を受けることなく、運動療法で狭窄症に対応することにしました。私の場合は前屈運動が効果的ですが、さらにあおむけに寝て、片方の膝を抱えて、もう片方の立てている脚の膝の上に置いて深く抱え込む動きで痛みが寛解します。これはきくち体操で習得した動きです。今では、痛みもしびれも感じることはなく、趣味のテニスを存分に楽しんでいます。

これからの人生１００年時代は、第一に体が資本。まだ現役世代の皆さんには、その上で、退職してからも何か自分を生かせる能力を見つけ、それを伸ばして社会に還元する方向で働き続けることをお勧めしたいですね。

主要参考文献

Chapter 2　中高年世代のカラダの悩み、「きくち体操」で解決！

Part 1　メタボリックシンドローム

・厚生労働省：2017年度特定健康診査・特定保健指導の実施状況
・「労働省作業関連疾患総合対策研究班の調査」（Nakamura, et al.：Jpn Circ J, 65,11, 2001）
・日本透析医学会：わが国の慢性透析療法の現況（2017年12月31日現在）
・国立循環器病研究センター：循環器病情報サービス 知っておきたい循環器病あれこれ
・『医者が患者に知られたくない治療の真実』（川嶋朗 著、きこ書房刊）

Part 2　ロコモティブシンドローム

・NPO法人 全国ストップ・ザ・ロコモ協議会：子どもロコモ
・東京大学：生涯歩き続けられる社会を目指して 地道で大規模な住民コホート調査から得た指針(ロコモ・コホート研究「ROAD スタディ」)
・厚生労働省：平成28年国民生活基礎調査統計表「要介護度別にみた介護が必要となった主な原因の構成割合」
・日本整形外科学会：もっと知ろう！「ロコモティブシンドローム」
・谷本ら：日本老年医学会誌,47,52-57,2010
・ロコモチャレンジ推進協議会：公式ＨＰ「ロコモオンライン」
・厚生労働省：ＳＴＯＰ！転倒災害プロジェクト実施要綱
・厚生労働省：平成 30 年労働災害発生状況の分析等

Part 3　更年期の不調

・Yasuda,et al.：The Journal of Men's Health & Gender, 2007,4(2),149-155
・『「若返りホルモン」をぐんぐん増やす16の習慣』（満尾正 著、CCCメディアハウス刊）

Part 4　肩凝り・目の疲れ

・平成28年国民生活基礎調査・第10表　性・年齢階級・症状（複数回答）別にみた有訴者率（人口千対）
・ブルーライト研究会　http://blue-light.biz/

・博報堂 DYメディアパートナーズ：メディア環境研究所「メディア定点調査2019」

Part 5　睡眠トラブル

・経済協力開発機構（OECD）：Data
・厚生労働省：平成29年国民健康・栄養調査「身体活動・運動及び睡眠に関する状況」
・厚生労働省：e-ヘルスネット休養・こころの健康
・『日経ビジネス』（日経BP、2019年1月14日号）,HEALTH「自覚がないから怖い『睡眠負債』仕事のパフォーマンスに大きな影響」

Part 6　腰痛

・『腰痛診療ガイドライン2019』（日本整形外科学会診療ガイドライン委員会、腰痛診療ガイドライン策定委員会 編集）
・WebメディアCare Net：「7年ぶりに腰痛診療ガイドラインが改訂、そのポイントは？」（2019／05／21公開）
・『自分で治す! 脊柱管狭窄症』（竹谷内康修 著、洋泉社刊）
・Bauman A., et al.：Am J Prev.,Med., 2011,Aug.,41(2),228-235
・H.P. van der Ploeg, et al.：Arch Intern Med., 2012,172,494-500
・Biswas ,et al.：Ann Intern Med., 2015,162,123-132
・井上,福島：東医大誌,76（1）, 33-37, 2018

Part 7　悪い姿勢

・Dana R. Carney, et al.：Psychological Science Online, First published on September 21, 2010
・『脳神経外科医が教える病気にならない神経クリーニング』（工藤千秋 著、サンマーク出版刊）

Part 8　股関節の違和感

・変形性膝関節症の疫学,大規模住民コホート調査ROADより：吉村典子,Bone Joint Nerve 2(1), 5-9, 2012
・『自分で治す！変形性膝関節症』（竹谷内康修著、洋泉社刊）

Part 9　尿トラブル

・本間之夫：日本排尿機能学会誌,14（2）,266-277,2003
・日本泌尿器科学会：こんな症状があったら「尿失禁の種類について」

・厚生労働省：平成28年全国がん登録 罹患数・率 報告
・国立研究開発法人国立がん研究センター：社会と健康研究センター・多目的コホート研究（JPHC Study）：乳製品、飽和脂肪酸、カルシウム摂取量と前立腺がんとの関連について
・『身体活動・座位行動の科学―疫学・分子生物学から探る健康』（熊谷秋三 ,田中茂穂,藤井宣晴 編集、杏林書院刊）
・眞鍋康子：The Pharmaceutical Society of Japan ,138(10),1285-1290,2018
・I-Min Lee,et al.：Lancet,2012,380(9838),219-229

Part10　物忘れ

・厚生労働省：若年性認知症の実態と対応の基盤整備に関する研究
・若年性認知症ガイドブック(改訂版、認知症介護研究・研修大府センター 編集)
・認知症介護研究・研修大府センター：平成27年度認知症介護研究報告書・若年性認知症患者の生活実態及び効果的な支援方法に関する調査研究事業
・Kopf.D,et al.：J Alzheimers Dis.16（4）,677-685,2009
・慶應義塾大学病院 医療・健康情報サイト「KOMPAS」：脳や脊髄の「ミエリン」をMRIで可視化する新技術,中原 仁（神経内科）
・『脳神経外科医が教える病気にならない神経クリーニング』（工藤千秋 著、サンマーク出版刊）

○カラダの悩み監修協力（チェックリスト含む）

Part 1：東京有明医療大学教授・医師　川嶋 朗氏
Part 2・4・6・8：竹谷内医院院長　竹谷内康修氏
Part 3・9：満尾クリニック院長　満尾 正氏
Part 5・7・10：くどうちあき脳神経外科クリニック院長　工藤千秋氏

○医師コラム監修協力（カラダの悩み監修協力者を除く）：

・慶應義塾大学スポーツ医学研究センター・大学院健康マネジメント研究科
准教授　小熊祐子氏（p 70～71、144～145）
・慶應義塾大学医学部百寿総合研究センター　専任講師　新井康通氏（p 182～183）

［著者］

きくち体操創始者

菊池和子（きくち・かずこ）

1934年生まれ。日本女子体育短期大学卒業。体育教師を経て、「きくち体操」を創始。人間の体を徹底して学び、体のメカニズムに沿った「健康に直結する動き方」を体系化した。これまで多数の生徒を健康に導くなかで構築した数多くのメソッドだけでなく、体と脳をつなげることの重要性を説くなど、独特の体の捉え方に定評がある。現在、川崎の本部、四谷・戸塚・あざみ野・自由が丘などの直営スタジオのほか、朝日・よみうり・NHKなどのカルチャーセンターを通して、関東・東海・関西エリアに展開中。各局テレビ出演・新聞、雑誌取材、講演会多数。近著に『おしりが上がる　驚異のきくち体操』（ダイヤモンド社刊）。

医療健康ジャーナリスト

NPO市民科学研究室 特任研究員

新村直子（しんむら・なおこ）

1985年慶應義塾大学卒業後、日経マグロウヒル社（現・日経BP）に入社。女性向け健康誌『日経ヘルス』副編集長などを務め、2009年に退職。2011年3月〜2017年9月、シニア女性誌『いきいき』『ハルメク』副編集長として、医療・健康分野を統括。2018年から、慶應義塾大学大学院健康マネジメント研究科・公衆衛生・スポーツ健康科学専攻コースで、公衆衛生学修士号（Master of Public Health）取得に向け、高齢者の座位行動・身体活動について研究中。

カバー・中面写真　鍋島徳恭

本文イラスト　内山弘隆、二階堂ちはる、三弓素青

医師が認めた！　究極のきくち体操

2019年11月25日　第1版第1刷発行
2020年1月7日　第1版第2刷発行

著　者　菊池和子
構成・文　新村直子
発行者　渡辺敦美
発　行　日経BP
発　売　日経BPマーケティング
〒105-8308　東京都港区虎ノ門4-3-12
装　丁　小口翔平＋岩永香穂（tobufune）
編　集　行武知子
制作　アーティザンカンパニー
印刷・製本　大日本印刷株式会社

ISBN 978-4-296-10456-7

本書籍に関するお問い合わせ、ご連絡は下記にて承ります。
https://nkbp.jp/booksQA